Monthly Book *Derma.*

編集企画にあたって

　皮膚リンパ腫は希少疾患であり，本邦における年間の新規発症は 400 例に満たない．したがって臨床の現場で遭遇する機会は稀であり，疾患について学ぶチャンスは少ない．いざ自分が担当医となり，わからないことを医局の先輩に質問しても，曖昧な答えしか返ってこないことも多いのではないだろうか．皮膚リンパ腫のような疾患については，医療資源や研究などの面から特定のセンターに症例が集まるほうがよいという考え方もある．しかし全ての患者がセンターの近くに住んでいるわけではなく，特に皮膚リンパ腫の患者は高齢者が多いことから，地元の病院で治療できることが望ましい．その際に参考にしていただきたいのが診療ガイドラインである．新しい皮膚リンパ腫診療ガイドラインは現在パブリックオピニオンを募集中であり，近々公開予定である(2019 年 11 月現在)．ガイドラインは専門家が過去の文献を収集，分析したうえで作成しており，優れた教書となっている．しかし改訂ごとにボリュームが増えており，全てを読み通すことは大変である．本号では診療ガイドライン作成に関わった先生に執筆をお願いし，皮膚リンパ腫の診断，検査，治療を網羅できるように特集を組んだ．

　皮膚リンパ腫の症例数は世界的にみて増加傾向にあるが，主な理由は早期診断例が増えているためといわれている．皮膚リンパ腫を意識した診療が浸透したことによって診断の感度が上がっていることを示しており，喜ばしいことである．皮膚リンパ腫の鑑別診断としては尋常性乾癬やアトピー性皮膚炎などが挙げられるが，これらの疾患に対する治療選択肢は近年飛躍的に増えている．重症例には生物学的製剤や免疫抑制薬などが使用されるが，中には皮膚リンパ腫を悪化させる可能性がある薬もある．そのため正確な診断のノウハウを知っていることが望ましい．また学会でときどき，明らかに不必要な検査をしている症例発表を目にすることがある．例えば，小児の早期の菌状息肉症で半年に 1 回の CT 検査は過剰である．過不足のない検査を行うことが求められる．

　治療については，近年ドラッグラグの問題はかなり改善されてきた．ベキサロテン，モガムリズマブなどの使用経験が増えたほか，低用量の電子線照射，プララトレキサート，ロミデプシンなど新しい治療法が出てきている．これらの位置づけは今後の課題であるが，特徴や副作用を知っておくことは望ましい．

　本号は皮膚リンパ腫の診断，検査，治療について，過不足なく学習できるように気を配った．本邦を代表する専門家による原稿はどれも素晴らしく，皮膚リンパ腫を一通り学習するのに最適な一冊になったと自負している．

2019 年 11 月

菅谷　誠

KEY WORDS INDEX

WRITERS FILE
ライターズファイル
（50 音順）

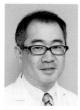

伊豆津宏二
（いづつ　こうじ）

1994年	東京大学卒業 NTT関東逓信病院内科，研修医
1996年	同病院血液内科，専修医
2001年	東京大学大学院医学系研究科修了（博士（医学））
2003年	同大学医学部附属病院血液・腫瘍内科，助手
2007年	NTT東日本関東病院血液内科，医長
2010年	国家公務員共済組合連合会虎の門病院血液内科，医長
2011年	同，部長（リンパ腫担当）
2017年	国立がん研究センター中央病院血液腫瘍科，科長

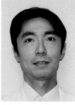

清原　英司
（きよはら　えいじ）

2003年	愛媛大学卒業 大阪大学皮膚科入局，同大学付属病院勤務
2004年	大阪警察病院
2005年	大阪大学医学部附属病院
2011年	同大学大学院医学系研究科卒業
2012年	米国John Wayne Cancer Institute留学
2014年	大阪大学皮膚科，助教

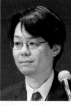

濱田　利久
（はまだ　としひさ）

1998年	東京医科歯科大学卒業 岡山大学皮膚科入局 岡山労災病院，レジデント（ローテート研修）
2000年	岡山大学皮膚科，医員
2002年	同，助手
2003年	川崎医学振興財団川崎病院皮膚科，レジデント
2004年	同，副医長
2005年	岡山大学皮膚科，助手
2015年	同大学院皮膚科，講師
2018年	高松赤十字病院皮膚科，副部長
2019年	同，部長

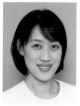

大熊　加恵
（おおくま　かえ）

2004年	千葉大学卒業
2006年	東京大学放射線科入局
2012年	同大学大学院修了 同大学医学部附属病院放射線科，助教
2018年	国立がん研究センター中央病院放射線治療科

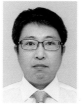

島内　隆寿
（しまうち　たかとし）

1999年	産業医科大学卒業 同大学皮膚科入局
2005年	同，助手
2010年	九州労災病院門司メディカルセンター皮膚科
2011年	浜松医科大学皮膚科，助教
2013年	英国カーディフ大学皮膚科，訪問研究員
2016年	浜松医科大学皮膚科，助教
2019年	同，講師

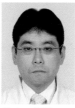

藤田　英樹
（ふじた　ひでき）

1999年	東京大学卒業 同大学医学部附属病院皮膚科，研修医 同病院分院皮膚科，教務職員
2001年	同大学大学院医学系研究科博士課程入学
2005年	同大学大学院修了（医学博士号取得） 独立行政法人国立病院機構相模原病院皮膚科
2007年	東京大学皮膚科，助教
2008年	米国ロックフェラー大学研究皮膚科教室（Jim Krueger教授），上席研究員
2011年	東京大学皮膚科，講師
2014年	日本大学皮膚科，准教授

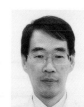

大塚　幹夫
（おおつか　みきお）

1992年	福島県立医科大学卒業 同大学皮膚科学講座入局
1994年	同，副手
1997年	同，助手
2000年	同，講師
2011年	同，准教授

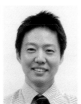

管　析
（すが　ひらく）

2007年	東京大学卒業
2009年	同大学皮膚科入局
2010年	同大学大学院入学
2014年	同大学大学院卒業後，デューク大学免疫学教室留学
2017年	東京大学皮膚科，助教 同，講師

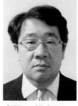

宮垣　朝光
（みやがき　ともみつ）

2004年	東京大学卒業 東京厚生年金病院，初期研修医
2005年	東京大学医学部附属病院，初期研修医
2009年	同大学大学院医学系研究科修了 同大学医学部附属病院皮膚科，助教
2010～12年	米国Duke大学免疫学教室留学
2013年	東京大学医学部附属病院皮膚科，助教 同大学大学院医学系研究科，講師
2019年	聖マリアンナ医科大学皮膚科，准教授

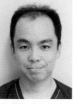

菅谷　誠
（すがや　まこと）

1995年	東京大学卒業
2001年	同大学大学院修了 同大学皮膚科，助手
2001～04年	米国National Institute of Health留学
2006年	国立国際医療センター，厚生労働技官
2007年	東京大学皮膚科，講師
2012年	同，准教授
2017年	国際医療福祉大学皮膚科，教授

米倉健太郎
（よねくら　けんたろう）

2000年	鹿児島大学卒業
2001年	同大学皮膚科学教室入局
2002年	慈愛会今村病院分院血液内科，研修医
2003年	鹿児島大学医学部附属病院皮膚科，医員
2004年	慈愛会今村病院分院血液内科
2006年	済生会川内病院皮膚科，医長
2008年	鹿児島大学医学部附属病院皮膚科，助教
2011年	慈愛会今村病院分院皮膚科，部長
2016年	同，主任部長
2019年	（慈愛会今村総合病院に名称変更）

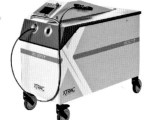

いま学びたい 皮膚リンパ腫の診断と治療

◆編集企画／国際医療福祉大学教授 菅谷 誠　◆編集主幹／照井 正　大山 学

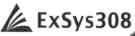
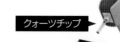

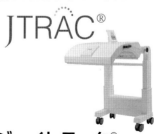

Monthly Book Derma. 創刊20周年記念書籍

そこが知りたい 達人が伝授する

日常皮膚診療の極意と裏ワザ

■編集企画：宮地 良樹
（滋賀県立成人病センター病院長/京都大学名誉教授）

B5判 オールカラー 2016年5月発行
定価（本体価格：12,000円＋税） 380ページ
ISBN：978-4-86519-218-6 C3047

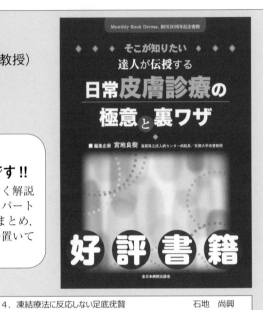

おかげをもちまして創刊20周年！
"そこが知りたい"を詰め込んだ充実の一書です!!

新薬の使い方や診断ツールの使いこなし方を分かりやすく解説
し，日常手を焼く疾患の治療法の極意を各領域のエキスパート
が詳説．「押さえておきたいポイント」を各項目ごとにまとめ，
大ボリュームながらもすぐに目を通せる，診療室にぜひ置いて
おきたい一書です．

目 次

（株）全日本病院出版会

〒113-0033 東京都文京区本郷3-16-4
TEL：03-5689-5989 FAX：03-5689-8030
www.zenniti.com

MB Derma, 291：1-11, 2020.

◆特集／いま学びたい 皮膚リンパ腫の診断と治療
皮膚リンパ腫の最新の分類

大塚幹夫*

Key words：EBV 陽性粘膜皮膚潰瘍(EBV-positive mucocutaneous ulcer)，原発性皮膚末端型 CD8 陽性 T 細胞リンパ腫(primary cutaneous acral CD8-positive T-cell lymphoma)，皮膚リンパ腫(primary cutaneous lymphoma)，WHO 分類(World Health Organization Classification)，WHO-EORTC 分類(World Health Organization-European Organization for Research and Treatment of Cancer classification for primary cutaneous lymphoma)

Abstract 免疫学の進歩に伴い，リンパ腫の分類はたびたび改訂されてきた．そのたびに疾患概念の変更や新たな病型の追加が行われ，削除された病型もある．これらの変遷の過程では，かつては形態学による分類であったものが，免疫染色の発達により腫瘍細胞の起源に重きが置かれるようになり，腫瘍化の背景にある遺伝子変異が徐々に解明され，最新の WHO 分類改訂第 4 版に至っている．リンパ腫治療は正確な病型診断と，それから予測される経過に合わせた治療選択が必要であり，リンパ腫分類に関する最新の知識は適切な診療に欠かせない．本稿では皮膚リンパ腫の各病型の概略と WHO 分類改訂第 4 版における変更点について紹介した．

はじめに

　皮膚は消化管に次いで節外性非ホジキンリンパ腫の好発部位である．現在のコンセンサスでは，皮膚病変でリンパ腫と診断され，診断時に皮膚以外に病変を認めないものを皮膚リンパ腫とする[1]．非ホジキンリンパ腫は免疫染色や分子生物学的解析手法の進歩とともに発症病理の解明が進み，それに伴って疾患分類が著しく変遷している疾患群である．現在のリンパ腫分類は全造血器腫瘍を網羅する WHO 分類が主流であり，その基礎となっているのは，血液病理の国際的研究者で構成された，International Lymphoma Study Group により 1994 年に作成された，Revised European-American Classification of Lymphoid neoplasms (REAL 分類)である[2]．REAL 分類では菌状息肉症/セザリー症候群が独立した病型として記載されているが，そのほかの皮膚リンパ腫は"subcu-taneous panniculitic T-cell lymphoma"が暫定病型として記載されているのみであるため，皮膚リンパ腫に特化した分類として 1997 年に European Organization for Research and Treatment of Cancer classification for primary cutaneous lymphoma(EORTC 分類)が提案された[3]（表 1）．しかし，WHO 分類と EORTC 分類は病名の乖離が多く，相互に理解しにくいものであった．両分類の整合性をとるため，WHO と EORTC の共同で 2005 年に皮膚リンパ腫の分類である WHO-EORTC が作成された[1]．2008 年に WHO 分類が改訂され第 4 版[4]となった際に，皮膚リンパ腫の項目は WHO-EORTC 分類の内容がほぼ踏襲されている．その後の知見の進歩を踏まえて，WHO分類改訂第 4 版が 2017 年に公表され[5]（表 2），WHO-EORTC 分類も 2018 年に update された[6]．本稿では 2008 年の WHO 分類第 4 版以降の新たな知見および 2017 年 WHO 分類改訂第 4 版での変更点について解説する（表 3）．なお，重要な変更がなかった病型については誌面の都合で一部省略さ

* Mikio OHTSUKA, 〒960-1295 福島市光が丘 1
　福島県立医科大学医学部皮膚科学講座，准教授

表 1. 皮膚リンパ腫の EORTC 分類（文献 3 より引用，改変）

Primary cutaneous T-cell lymphoma	Primary cutaneous B-cell lymphoma
Indolent 　Mycosis fungoides 　Mycosis fungoides＋follicular mucinosis 　Pagetoid reticulosis 　Large cell CTCL, CD30⁺ 　　Anaplastic, immunoblastic, pleomorphic 　Lymphomatoid papulosis	**Indolent** 　Follicle center cell lymphoma 　Immunocytoma（marginal zone B-cell lymphoma）
	Intermediate 　Large B-cell lymphoma of the leg
Aggressive 　Sézary syndrome 　Large cell CTCL, CD30⁻ 　　Immunoblastic, pleomorphic	**Provisional** 　Intravascular large B-cell lymphoma 　Plasmacytoma
Provisional 　Granulomatous slack skin 　CTCL, pleomorphic small/medium-sized 　Subcutaneous panniculitis-like T-cell lymphoma	

EORTC：European Organization for Research and Treatment of Cancer, CTCL：cutaneous T-cell lymphoma

表 2. WHO 分類改訂第 4 版に準拠した皮膚リンパ腫病型分類（文献 5 より引用，改変）

皮膚 T 細胞・NK 細胞リンパ腫
　菌状息肉症（Mycosis fungoides；MF）
　菌状息肉症のバリアントと亜型
　　・毛包向性菌状息肉症（Folliculotropic MF）
　　・パジェット様細網症（Pagetoid reticulosis）
　　・肉芽腫様弛緩皮膚（Granulomatous slack skin）
　セザリー症候群
　成人 T 細胞白血病・リンパ腫（Adult T-cell leukemia/lymphoma）
　原発性皮膚 CD30 陽性リンパ増殖異常症（Primary cutaneous CD30⁺ T-cell lymphoproliferative disorders）
　　・原発性皮膚未分化大細胞型リンパ腫（Primary cutaneous anaplastic large cell lymphoma）
　　・リンパ腫様丘疹症（Lymphomatoid papulosis）
　皮下脂肪織炎様 T 細胞リンパ腫（Subcutaneous panniculitis-like T-cell lymphoma）
　節外性 NK/T 細胞リンパ腫，鼻型（Extranodal NK/T-cell lymphoma, nasal type）
　種痘様水疱症様リンパ増殖異常症（Hydroa vacciniforme-like lymphoproliferative disorder）
　重症型蚊刺アレルギー（Severe mosquito bite allergy）
　原発性皮膚 γδT 細胞リンパ腫（Primary cutaneous γδ T-cell lymphoma）
　原発性皮膚 CD8 陽性進行性表皮向性細胞傷害性 T 細胞リンパ腫
　　　（Primary cutaneous CD8⁺ aggressive epidermotropic cytotoxic T-cell lymphoma）
　原発性皮膚 CD4 陽性小・中細胞型 T 細胞リンパ増殖異常症*
　　　（Primary cutaneous CD4⁺ small/medium T-cell lymphoproliferative disorder）
　末梢性 T 細胞リンパ腫，非特定型（Peripheral T-cell lymphoma, NOS）
　原発性皮膚末端型 CD8 陽性 T 細胞リンパ腫*（Primary cutaneous acral CD8⁺ T-cell lymphoma）
皮膚 B 細胞リンパ腫
　粘膜関連リンパ組織節外性辺縁帯リンパ腫（MALT リンパ腫）
　　　（Extranodal marginal zone lymphoma of mucosa-associated lymphoid tissue）
　原発性皮膚濾胞中心リンパ腫（Primary cutaneous follicle center lymphoma）
　原発性皮膚びまん性大細胞型 B 細胞リンパ腫，下肢型
　　　（Primary cutaneous diffuse large B-cell lymphoma, leg type）
　EBV 陽性粘膜皮膚潰瘍*（EBV⁺ mucocutaneous ulcer）

*：暫定疾患単位，下線：WHO 分類改訂第 4 版で追加，名称変更された病型

表 3. WHO 分類改訂第 4 版での皮膚リンパ腫に関連した主な変更点

WHO 分類第 4 版	WHO 分類改訂第 4 版	第 4 版からの変更，追加記載の要点
原発性皮膚未分化大細胞型リンパ腫	病名変更なし	*DUSP22-IRF4* rearrangement が約 25% でみられる．その他遺伝子変異に関する知見が追加されている．
リンパ腫様丘疹症 組織亜型：type A〜C	リンパ腫様丘疹症 組織亜型：type A〜E，with *DUSP22-IRF4* rearrangement	従来のサブタイプと異なる組織所見や表面形質，特定の遺伝子再構成を示すものを追加．
原発性皮膚 CD4 陽性小型・中型 T 細胞リンパ腫	原発性皮膚 CD4 陽性小型・中型 T 細胞リンパ増殖異常症	限局性病変を形成し，予後良好であることが大部分である．T 細胞性の偽リンパ腫と類似しており，明らかなリンパ腫とはいえない．
原発性皮膚 γδT 細胞リンパ腫	病名変更なし	菌状息肉症やリンパ腫様丘疹症でも TCRγ 受容体陽性の場合がある．予後に関連ないため，本病型には含めない．組織型により予後に差がある可能性がある．
種痘様水疱症様リンパ腫	種痘様水疱症様リンパ増殖異常症	多クローン性増殖のことがあり，生命予後は様々．重症蚊刺過敏症や慢性活動性 EB ウイルス感染症と一連の病態．
該当病型なし	原発性皮膚末端型 CD8 陽性 T 細胞リンパ腫	新たな暫定病型．予後良好で耳介周囲の発生が多い．
該当なし	EBV 陽性粘膜皮膚潰瘍	新たな暫定病型．医原性または加齢による免疫低下のため EB ウイルス陽性 B 細胞の限局性の増殖．

せていただく．

菌状息肉症/セザリー症候群

　菌状息肉症は斑状病変から長期にわたる経過で局面，腫瘤を形成するとともにリンパ腫細胞のリンパ節への浸潤が顕著となり，末梢血にも出現するようになる．一方，セザリー症候群は紅皮症状態とともに末梢血でのリンパ腫細胞の増加を主徴としている．菌状息肉症が進行すると，紅皮症化するとともに末梢血中に異型リンパ球が増加し，セザリー症候群の定義を満たす状態になることがある．菌状息肉症が先行するセザリー症候群は，典型的な菌状息肉症の症状を経ないで発症するセザリー症候群（*de novo* Sézary syndrome）に対し，"Sézary syndrome preceded by mycosis fungoides" と表現されることがある．また，白血化しているものの紅皮症に至っていない症例も "Sézary syndrome without erythroderma" として報告されている[7)8)]．このように菌状息肉症とセザリー症候群は臨床症状のオーバーラップがあり，リンパ腫細胞の表皮向性に代表される組織所見や免疫染色所見の類似性から一群の疾患として認識されてきた．近年の研究結果から菌状息肉症は skin-resident memory T-cell，セザリー症候群は central memory T-cell の腫瘍化であること

が提唱され[9)]，この考え方は WHO 分類改訂第 4 版にも記載されている．菌状息肉症が skin-resident memory T-cell であることは皮膚病変が異なる部位に出没を繰り返すのではなく，同一部位に長期にわたり持続すること，外用や紫外線療法，電子線治療などで寛解後，しばしば同一部位に再発することを説明可能にしている．一方，セザリー症候群はリンパ腫細胞がリンパ節，血液中を循環し，skin-homing receptor（CCR4）を発現している細胞が皮膚にホーミングするため，体表の大部分に浸潤し紅皮症となり，セザリー症候群の三徴候である紅皮症，白血化，リンパ節腫脹を生じる．

　菌状息肉症の亜型は改訂第 4 版でも folliculotropic mycosis fungoides（FMF），pagetoid reticulosis，granulomatous slack skin が記載されている．FMF は菌状息肉症の約 10% と見積もられており，skin-directed therapy の効果が乏しく早期に進行するため全身療法の適応と考えられていたが，最近の報告では早期菌状息肉症と予後が変わらない一群がある可能性が指摘されている[10)11)]．

原発性皮膚 CD30 陽性 T 細胞リンパ増殖異常症（primary cutaneous CD30-positive T-cell lymphoproliferative disorders）

　CD30 陽性大型異型細胞の出現を特徴とする病

型であり，原発性皮膚未分化大細胞リンパ腫(primary cutaneous anaplastic large cell lymphoma；pcALCL)およびリンパ腫様丘疹症(lymphomatoid papulosis；LyP)を包含する[1][12]．これらは組織像や腫瘍細胞の表面形質に共通点が多く，組織所見のみでは鑑別が困難であり，臨床所見や臨床経過が鑑別に重要である．CD30は活性化したT細胞，B細胞やウイルス感染リンパ球に発現するため[13]，菌状息肉症の大細胞転化，パジェット様細網症，成人T細胞白血病/リンパ腫，節外性NK/T細胞リンパ腫，鼻型，びまん性大細胞型B細胞リンパ腫などでCD30陽性大型異型細胞が出現することが知られており[14][15]，本病型に特異的ではないことに留意が必要である．

1. 原発性皮膚未分化大細胞型リンパ腫

様々な大きさの結節や腫瘤が出現し，稀に自然消退することもある．約60%の症例は単発であるが，多発例も約40%にみられる[16]．定義から診断時に皮膚外病変は有しないが，経過中に所属リンパ節病変を生じることがある[17]．

組織所見では真皮内に大型異型細胞がシート状に増殖し，表皮向性を欠くことが多い．大型異型細胞に混じって小型リンパ球や好中球，好酸球などがみられる．腫瘍細胞は核小体が明瞭で卵円形の核を有するanaplasticな形態や，不整形でくびれの強いReed-Sternberg細胞類似の形態を示し，75%以上がCD30陽性である．しかし，腫瘍細胞が多形または免疫芽球様の形態の場合でも，大部分がCD30陽性であれば予後に変わりはないことから，これらもpcALCLに含まれる[1]．CD30以外では通常，CD3⁺CD4⁺CD8⁻TIA-1⁺granzymeB⁺であるが，汎T細胞のマーカーであるCD2，CD3，CD5，CD7は陰性の場合もある．また，CD8陽性例が稀に報告されている．

全身性ALCLは染色体t(2:5)転座により生じる融合蛋白であるanaplastic lymphoma kinase(ALK)発現の有無によりALK陽性ALCLとALK陰性ALCLに分類され，前者が予後良好である．ALK陰性ALCLは染色体6p25.3上の*DUSP22-*

IRF4 locusおよび3q28上の*TP63* geneに再構成が認められることが知られており，前者は予後良好，後者は予後不良である[6]．pcALCLはALK陰性であり，全身性ALCLの皮膚浸潤を鑑別しなければならない．極めて稀にALK陽性のpcALCLが報告されており[18]，予後が非常に良好と考えられているが，急速に全身性ALCLに進行する例もあり，ALK陽性pcALCLの予後を予測することは現時点では困難とされている．全身性ALCLでみられる*DUSP22-IRF4* locusの再構成はpcALCLの約25%でみられることが最近報告されており，表皮向性が顕著であることが知られている[5]．予後には関連ないと考えられているが，*DUSP22-IRF4* locusの再構成は後述するLyPの一部でもみられており，再構成を有する一群の臨床・組織所見の解析が今後の課題である．*DUSP22-IRF4* locusの再構成は他の皮膚リンパ腫ではみられず，大細胞転化した菌状息肉症やその他の皮膚T細胞リンパ腫との鑑別になる可能性がある．また，*TP63* geneの再構成がpcALCLでも極めて稀に認められる場合があり，予後不良である[5]．

2. リンパ腫様丘疹症

鮮紅色や暗赤色の丘疹，小結節を繰り返し生じ，新旧様々な病変が混在する．個疹は数mm～1 cmくらいであり，出現から4～8週間の経過で壊死・潰瘍化し，軽度の瘢痕を残して自然消退する．

組織所見では大型異型細胞の出現が特徴であり，そのほか小型リンパ球，好中球，好酸球，組織球が混在する．大型異型細胞はCD30陽性であり，pcALCLと同様の形態である．従来[1][4]は組織所見により3つのサブタイプ(type A, B, C)に分類されていた．Type Aは真皮上層から下層にかけて小型リンパ球，組織球，好中球，好酸球など多彩な細胞が浸潤し，その中にCD30陽性大型異型細胞が散在性または小集塊状にみられる．異型細胞の核分裂像が多い．Type Bはくびれのある小型異型細胞が表皮内および真皮上層に浸潤し，

表 4. リンパ腫様丘疹症の組織亜型と鑑別疾患（文献 6 より引用，一部改変）

組織亜型（頻度）	主な表面形質	主な組織学的鑑別疾患
Type A（＞80%）	CD4$^+$, CD8$^-$	pcALCL, tumor stage MF, classic Hodgkin disease
Type B（＜5%）	CD4$^+$, CD8$^-$	Plaque stage MF
Type C（10%）	CD4$^+$, CD8$^-$	pcALCL Transformed MF（CD30$^+$）
Type D（＜5%）	CD4$^-$, CD8$^+$	CD8$^+$ aggressive epidermotropic T-cell lymphoma
Type E（＜5%）	CD4$^-$, CD8$^+$	Extranodal NK/T-cell lymphoma
With *DUSP22-IRF4* rearrangement（＜5%）	CD4$^-$, CD8$^+$ or CD4$^-$, CD8$^-$	Transformed MF

MF：mycosis fungoides, pcALCL：primary cutaneous anaplastic large cell lymphoma

大型異型細胞や好中球や好酸球は通常認めない．臨床所見を参考にしないと菌状息肉症との鑑別は困難である．Type C は CD30 陽性大型異型細胞が密に増殖し，小型リンパ球や好中球，好酸球の浸潤はわずかであり，pcALCL と類似した組織像を呈する．

　最近になり，type A〜C とは異なる LyP が報告され，改訂第 4 版では新たなサブタイプとして type D, type E および上述の *DUSP22-IRF4* locus 再構成例が追加された（表 4）．Type D では CD8 陽性の小型〜中型の異型細胞が表皮内に顕著に浸潤し，原発性皮膚 CD8 陽性進行性表皮向性細胞傷害性 T 細胞リンパ腫類似の組織像を呈する．Type E は小型〜中型の異型リンパ球が血管中心性，血管破壊性の浸潤を生じる．*DUSP22-IRF4* locus 再構成例は比較的限局性病変を生じることが多く，小型〜中型のくびれが強い異型リンパ球の表皮向性が顕著であり，真皮内には大型異型細胞が浸潤するため腫瘍期菌状息肉症に類似する．Type A, type C でみられる大型異型細胞は CD3$^+$ CD4$^+$CD8$^-$CD30$^+$であり，TIA-1，granzyme B 陽性であることが多い．一方，type B の小型異型細胞は CD3$^+$CD4$^+$CD8$^-$であり，CD30 は陰性である．Type D, E は CD3$^+$CD4$^-$CD8$^+$であり，CD30 は陽性が多い．*DUSP22-IRF4* locus 再構成例は CD4$^-$CD8$^+$と CD4$^-$CD8$^-$の場合があり，表皮内リンパ球の CD30 発現は弱く，真皮内リンパ球は CD30 を強く発現している．いずれのタイプでも汎 T 細胞マーカーである CD2, CD3, CD5, CD7 の発現を欠く場合がある．T 細胞受容体遺伝子再構成は報告により 40〜80% と頻度が異なり，monoclonal, polyclonal など様々な報告がみられる[14)19)]．

皮膚 B 細胞リンパ腫

　2005 年および 2018 年の updated WHO-EORTC 分類では，皮膚 B 細胞リンパ腫は primary cutaneous marginal zone lymphoma（PCMZL），primary cutaneous follicle center lymphoma（PCFCL），primary cutaneous diffuse large B-cell lymphoma, leg type（PCDLBCL, LT）に分類されている[1)6)]．

　PCFCL，PCDLBCL，LT は WHO 分類第 4 版および改訂第 4 版でも独立病型として記載されているが，PCMZL は皮膚外に生じる粘膜関連リンパ組織節外性辺縁体リンパ腫（MALT リンパ腫）に含まれており，原発性皮膚という名称は付されていない．

1．粘膜関連リンパ組織節外性辺縁帯リンパ腫（extranodal marginal zone lymphoma of mucosa-associated lymphoid tissue；MALT リンパ腫）

　B 細胞の分化段階で胚中心後の辺縁帯 B 細胞に相当するリンパ球の腫瘍化と考えられている．辺縁帯 B 細胞は形質細胞に分化する過程の細胞であり，腫瘍化しても形質細胞への分化傾向を有する．MALT リンパ腫の発生部位は消化管が最も多く全体の 85% であり，皮膚は約 10% とされている．MALT リンパ腫は一般にリンパ濾胞形成傾向があり，リンパ腫細胞は単球様 B 細胞（monocytoid B-cell），形質細胞様細胞（lymphoplasma-cytoid cell）と形容される細胞である．MALT リンパ腫は慢性の感染症（胃 MALT リンパ腫における *Helicobacter pyroli* など）やシェーグレン症候群などの自己免疫疾患に伴う慢性炎症による反応性リンパ濾胞を背景に発症すると考えられており，リンパ腫細胞は反応性リンパ濾胞周囲に存在し，濾胞間にびまん性に増殖し，リンパ濾胞は腫瘍細胞に置換されていく．びまん性増殖を示す場合には，通常では小型異型リンパ球の中に散在する程度である大型の centroblast や immunoblast 様細胞がびまん性増殖を示すことがあり，びまん性大細胞型 B 細胞リンパ腫と診断される．

MALT リンパ腫は発生臓器により染色体転座の頻度が異なり，皮膚発生例では t(14；18)(q32；q21)，t(3；14)(p14.1；q32)が比較的多い．組織的には皮膚発生例では形質細胞への分化が顕著である例が多く，腺組織に浸潤する "lymphoepithelial lesion" が乏しいことが知られていた．また，2005 年 WHO-EORTC 分類ではリンパ濾胞形成性とびまん性増殖の 2 つのパターンがあることが記載されていた[1]．皮膚外に発生する MALT リンパ腫の多くは細胞表面に IgM を発現しているが，皮膚の MALT リンパ腫の 75〜85％はクラススイッチした IgG，IgA を発現し，腫瘍性 B 細胞の粘膜関連リンパ組織へのホーミングに関与すると考えられている CXCR3 の発現がみられないことが最近の研究で明らかにされた[20)21]．クラススイッチした症例は血管や付属器周囲に結節状に浸潤し，周囲に T 細胞の浸潤が非常に豊富である．反応性リンパ濾胞に腫瘍性 B 細胞が浸潤することがなく，lymphoepithelial lesion も通常みられない．また，大型リンパ球がびまん性に増殖し，びまん性大細胞型 B 細胞リンパ腫の組織所見を示すこともない．臨床的には皮膚外病変を生じることは稀である．クラススイッチしてない症例は IgM を発現する腫瘍性 B 細胞のびまん性増殖パターンを示し，CXCR3 陽性のことがあり，他臓器 MALT リンパ腫の組織像に類似する．皮膚外病変を生じる

こともある．これらのことは皮膚の MALT リンパ腫には 2 つの亜型があり，多くの症例は他臓器発生例とは異なる特徴を有していることを示している．

2．原発性皮膚濾胞中心リンパ腫（primary cutaneous follicle center lymphoma；PCFCL）

胚中心 B 細胞由来のリンパ腫であり，頭部に単発性または限局した領域に結節性病変を生じることが多いが，頭部以外に不整型の浸潤局面を形成することもあり，約 5％は下肢に生じる．組織的にはリンパ濾胞形成がみられるが，びまん性の増殖が混在している場合やリンパ濾胞形成がみられず，びまん性の浸潤を示すこともある．濾胞形成主体の場合には centrocyte 様細胞や centroblast 様細胞が結節状に増殖するが，反応性リンパ濾胞と比べて境界が不明瞭であり，周囲の mantle zone や marginal zone が不明瞭であり，周囲に反応性 T 細胞の浸潤を伴う．また，反応性リンパ濾胞の胚中心でみられる tingible body macrophage は通常みられない．びまん性増殖パターンでは大型の centrocyte 様細胞の monotonous でびまん性の増殖がみられ，多核細胞や centroblast 様細胞が混在する．びまん性増殖パターンを示す PCFCL は WHO 分類では第 4 版でも改訂第 4 版でも特には言及されていないが，びまん性大細胞型 B 細胞リンパ腫との鑑別が必要になる．実際，主に細胞形態と少数の B 細胞関連マーカーで分類していた EORTC 分類[3]で "large B-cell lymphoma of the leg" と診断された 60 例を WHO-EORTC 分類に従って再分類すると，9 例が PCFCL と診断されたと報告されている[22]．免疫組織学的には，PCFCL は B 細胞マーカーとして CD20+CD79a+PAX5+ であり，胚中心細胞由来であるため bcl2-bcl6+，post-germinal center のマーカーである IRF4/MUM1 は陰性であり，いわゆる germinal center B-cell（GCB）パターンを示す．正常の胚中心細胞に陽性である CD10 は濾胞形成性の場合には陽性であるが，びまん性増殖の場合に

は通常陰性である．CD10, bcl2 陽性の場合には全身の濾胞性リンパ腫の皮膚病変の可能性を考慮する．

3．原発性皮膚びまん性大細胞型 B 細胞リンパ腫，下肢型(primary cutaneous diffuse large B-cell lymphoma, leg type；PCDLBCL，LT)

正常のリンパ球に 2 倍以上の大きさの腫瘍性 B 細胞がびまん性に増殖する病型である．大部分が下肢に生じるため，下肢型(leg type)と称されるが 15〜20％は下肢以外に生じる[6]．高齢の女性に好発し，紅色の結節や腫瘤，皮下硬結を生じる．生検組織では大型の centroblast, immunoblast 様細胞がシート状にびまん性に増殖しており，核分裂像が多くみられる．免疫染色では CD20+ CD79a+PAX5+ であり，胚中心マーカーである bcl6 は陽性例，陰性例ともにみられる．CD10 は陰性，bcl2 陽性，post-germinal center のマーカーの IRF4/MUM1 も陽性であり，いわゆる acti-vated B-cell(ABC)パターンを示す．

その他皮膚細胞リンパ腫の稀な亜型

1．原発性皮膚 CD4 陽性小型・中型 T 細胞リンパ増殖異常症(primary cutaneous CD4-positive small/medium T-cell lym-phoproliferative disorder)

本病型は WHO 分類第 4 版から暫定病型として記載された[4]．その際には"T-cell lymphoma"と記載されていたが，皮膚外に進展することなく生命予後良好であり，何らかの抗原刺激に対する限定的なクローン性増殖を生じている状態と推測され[23]，結節状に T 細胞の浸潤を生じる偽リンパ腫との臨床・組織像の類似性が高いため，WHO 分類改訂第 4 版で"T-cell lymphoproliferative disor-der"と改称された[5]．ほとんどは顔面・頭部に単発の赤色の結節，局面を生じる[24]．稀に多発することがあるが，広範囲に皮膚病変を有する症例や，組織的に大型多形細胞の浸潤が顕著な症例は予後不良の場合があり，そのような症例は WHO

分類改訂第 4 版では末梢性 T リンパ腫，非特定に分類したほうがよいと記載されている[5]．

組織所見では真皮内に結節状，またはびまん性に密な小型〜中型の軽度異型リンパ球浸潤を認める．通常，表皮向性は認められない．免疫染色では，異型リンパ球は CD3+CD4+CD8−TIA-1− granzyme B− である．また，組織球や小型の CD8 陽性 T 細胞のほかに B 細胞が比較的多く浸潤している．CD4 陽性小型異型細胞は PD-1，bcl6，CXCL13 陽性であり，濾胞性ヘルパー T 細胞由来であることが示唆されている[25][26]．

2．原発性皮膚 CD8 陽性急速進行性表皮向性細胞傷害性 T 細胞リンパ腫(primary cuta-neous CD8-positive aggressive epider-motropic cytotoxic T-cell lymphoma)

WHO 分類第 4 版からの疾患概念の変更はない．広範囲，播種性に紅斑，局面や腫瘤を生じ，壊死・潰瘍化する[27]．早期に内臓浸潤を生じることが多いが，リンパ節病変は少ない[27][28]．組織的に異型リンパ球が表皮向性を示し，表皮角化細胞の壊死を生じることがある．免疫染色では CD2− CD3+CD4−CD5−CD8+TIA-1+granzyme B+βF1+ であり，CD7 は症例により様々である[5][28]．CD8 陽性菌状息肉症との鑑別は臨床所見，臨床経過が重要であるが，本病型では菌状息肉症よりも表皮向性は顕著であり pagetoid に表皮全体に浸潤することが多い．診断後の生存期間中央値は 12 か月と報告されており，生命予後不良である[28]．

3．原発性皮膚 γδT 細胞リンパ腫(primary cutaneous gamma-delta T-cell lympho-ma)

皮膚に γδT 細胞由来のリンパ腫細胞が浸潤する病型である．本病型も第 4 版から疾患概念の変更はない．紅斑，局面，腫瘤，潰瘍化など多様な皮膚病変を生じる．比較的早期に臓器浸潤を生じるが，リンパ節病変は稀である[29]．菌状息肉症やリンパ腫様丘疹症でも γδT 細胞由来の場合があるが，通常の CD4 陽性例と経過に変わりはないため[30][31]，本病型には含めない[5]．

真皮および皮下脂肪織に腫瘍細胞の浸潤を生じ，表皮向性がみられることもある．腫瘍細胞は一般に中型〜大型の異型が目立ち，$CD2^+CD3^+$ $CD56^+TIA-1^+granzyme\ B^+$であり，CD4，CD8は一般に陰性であるがCD8陽性例もある．$\delta1$陽性を確認することが望ましいが，実施できない場合には$\beta F1$陰性を確認する必要がある．診断後の生存中央値は約15か月とされており[29)32)]，生命予後不良であるが，最近では診断後の生存期間中央値は31か月との報告もあり[33)]，特に表皮向性が著明な症例は真皮や皮下組織主体に浸潤している症例よりも予後良好であると報告されている[34)]．

4．原発性皮膚末端型 CD8 陽性 T 細胞リンパ腫（primary cutaneous acral CD8-positive T-cell lymphoma）

身体の末端部に生じ，緩徐な経過を示すのが特徴のリンパ腫であり，WHO 分類改訂第 4 版から暫定病型として記載された[5)]．ほとんどが単発で耳介に最も好発することから，当初は"indolent CD8-positive T-cell lymphoid proliferation of the ear"との名称で報告されたが，その後，T 細胞の単クローン性増殖であるが経過は良好であり，同様の組織所見を示すリンパ増殖症が他部位にも生じることから現在の病名に改称されている．約 60％が耳介に生じ，そのほかには鼻部が20％，足部が 8％であり，稀に眼瞼や手にも生じる[35)〜37)]．組織的には中型異型細胞が真皮内にmonotonous に増殖し，表皮向性はない．反応性のB 細胞集簇巣がみられることがある．異型細胞は$CD3^+CD4^-CD8^+\beta F1^+$であり，CD2，CD5，CD7は陽性であるが，発現が減弱しているものもみられる[5)]．細胞傷害性分子では TIA-1 は陽性であるが，多くの CD8 陽性 T 細胞リンパ腫と異なり，granzyme B および perforin は一般に陰性である．また，EBER は陰性である．予後は良好であり，切除または放射線療法が行われる．リンパ節や他臓器浸潤例はなく全身療法は通常不要である[5)]．

5．種痘様水疱症様リンパ増殖異常症（hydroa vacciniforme-like lymphoproliferative disorder）

小児期に生じる EB ウイルス陽性リンパ増殖症であり，WHO 分類第 4 版では"リンパ腫"と記載されたが[4)]，多クローン性増殖のことがあり，生命予後は様々であることから，改訂第 4 版ではリンパ増殖異常症と改称された[5)]．経過中に重症蚊刺過敏症や慢性活動性 EB ウイルス感染症を発症することがあり，これらと一連の病態ととらえられている．小児期に露光部に小水疱を生じ，自然寛解する種痘様水疱症よりも個疹が大きく，数も多い．潰瘍化，瘢痕化することも多く，非露光部にも同様の皮疹を生じたり，発熱，肝機能障害などの全身症状を伴うこともある．病変部では真皮内に小型で異型が目立たないリンパ球が血管周囲性，または比較的密に浸潤しており，表皮内に浸潤することや血管壁への浸潤もみられる．EB 陽性浸潤リンパ球は通常 T 細胞であるが NK 細胞のこともある．多くの患者が全身性の T 細胞または NK 細胞リンパ球増多症（systemic EBV-positive T-cell lymphoma of childhood, chronic active EBV infection of T- and NK-cell type, systemic form）を生じ，生命予後は不良であるが，リンパ増殖症を生じるまでの期間はさまざまである．標準的な治療は確立しておらず，患者の病状に応じ決定する[5)]．

6．EBV 陽性粘膜皮膚潰瘍（EBV-positive mucocutaneous ulcer）

2010 年に Dojcinov，Jaffe らにより初めて報告され[38)]，WHO 分類改訂第 4 版に暫定病型として新たに記載されたリンパ増殖性疾患である[5)]．高齢者や免疫抑制患者に好発し，粘膜や皮膚に浅く境界明瞭な不整形潰瘍の形成を臨床的特徴とする．Dojcinov らの報告によると，発症部位は口腔粘膜，舌，咽頭，口蓋，口囲皮膚などの口腔付近が 77％（26 例中 20 例）と多くを占め，口囲以外の皮膚や消化管発症などの報告がある[38)]．報告された 26 例中 9 例が免疫抑制剤を投与されており，医

原性免疫抑制，加齢，HIV 感染などに伴う免疫低下により EB ウイルス感染 B 細胞に対する免疫監視機構が局所的に低下していることが発症要因と考えられている[38)39)]．平均年齢は，免疫抑制剤投与されている患者では66歳，免疫抑制剤投与歴のない患者では79歳であり，投与歴のある患者が若年発症である．組織所見は centroblast, immunoblast などのリンパ球を主体として，形質細胞，組織球など多様な細胞浸潤を生じる．大型異型核を有する Hodgkin 様または Reed-Sternberg（RS）様細胞が様々な比率で混在しており，背景のリンパ球はくびれのある中型の核を有する．血管壁近傍に大型の単核細胞集簇がみられ，血管壁への浸潤や血栓形成がみられる[38)]．大型の immunoblast 様，RS 様細胞は CD20 発現が減弱することがあるが，CD79a や PAX5，Oct-2 は高率に陽性であり B 細胞の表面形質を示す．CD15 は一部の細胞のみ陽性で，CD30，EBER は全例陽性である．経過が判明している免疫抑制剤投与例は減量で全例が寛解しており，免疫抑制剤を投与されていない高齢発症者でも大部分は自然消退するが，放射線療法やリツキシマブ，抗がん剤化学療法が施行された例は報告されている[39)]．

文　献

1) Willemze R, Jaffe ES, Burg G, et al：WHO-EORTC classification for cutaneous lymphomas. *Blood*, **105**：3768-3785, 2005.
2) Harris NL, Jaffe ES, Stein H, et al：A revised European-American classification of lymphoid neoplasms：a proposal from the International Lymphoma Study Group. *Blood*, **84**：1361-1392, 1994.
3) Willemze R, Kerl H, Sterry W, et al：EORTC classification for primary cutaneous lymphomas：a proposal from the Cutaneous Lymphoma Study Group of the European Organization for Research and Treatment of Cancer. *Blood*, **90**：354-371, 1997.
4) Swerdlow SH, Campo E, Harris NS, et al：WHO Classification of Tumours of Haematopoietic and Lymphoid Tissues, 4th ed, IARC Press, Lyon, 2008.
5) Swerdlow SH, Campo E, Harris NS, et al：WHO Classification of Tumours of Haematopoietic and Lymphoid Tissues, revised 4th ed, IARC Press, Lyon, 2017.
6) Willemze R, Cerroni L, Kempf W, et al：The 2018 update of the WHO-EORTC classification for primary cutaneous lymphomas. *Blood*, **133**：1703-1714, 2019.
7) Thompson AK, Killian JM, Weaver AL, et al：Sézary syndrome without erythroderma：A review of 16 cases at Mayo Clinic. *J Am Acad Dermatol*, **76**：683-688, 2017.
8) Henn A, Michel L, Fite C, et al：Sézary syndrome without erythroderma. *J Am Acad Dermatol*, **72**：1003-1009, 2015.
9) Campbell JJ, Clark RA, Watanabe R, et al：Sézary syndrome and mycosis fungoides arise from distinct T-cell subsets：a biologic rationale for their distinct clinical behaviors. *Blood*, **116**：767-771, 2010.
10) van Santen S, Roach RE, van Doorn R, et al：Clinical staging and prognostic factors in folliculotropic mycosis fungoides. *JAMA Dermatol*, **152**：992-1000, 2016.
11) Hodak E, Amitay-Laish I, Atzmony L, et al：New insights into folliculotropic mycosis fungoides（FMF）：a single-center experience. *J Am Acad Dermatol*, **75**：347-355, 2016.
12) Ralfkiaer E, et al：Primary cutaneous CD30-positive lymphoproliferative disorders. In：WHO Classification of Tumours of Haematopoietic and Lymphoid Tissues（ed by Swerdlow SH, et al）, IARC Press, Lyon, pp. 300-301, 2008.
13) Hsu FY, Johnston PB, Burke KA, et al：The expression of CD30 in anaplastic large cell lymphoma is regulated by nucleophosmin-anaplastic lymphoma kinase-mediated JunB level in a cell type-specific manner. *Cancer Res*, **66**：9002-9008, 2006.
14) Kempf W：CD30＋lymphoproliferative disorders：histopathology, differential diagnosis, new variants, and simulators. *J Cutan Pathol*, **33**：58-70, 2006.
15) Hu S, Xu-Monette ZY, Balasubramanyam A, et

al：CD30 expression defines a novel subset of diffuse large B-cell lymphoma with favorable prognosis and distinct gene expression signature：a report from The International DLBCL Rituximab-CHOP Consortium Program Study. *Blood*, **121**：2715-2724, 2013.

16）Benner MF, Willemze R：Applicability and prognostic value of the new TNM classification system in 135 patients with primary cutaneous anaplastic large cell lymphoma. *Arch Dermatol*, **145**：1399-1404, 2009.

17）Bekkenk MW, Geelen FA, van Voorst Vader PC, et al：Primary and secondary cutaneous CD30＋ lymphoproliferative disorders：a report from the Dutch Cutaneous Lymphoma Group on the long-term follow-up data of 219 patients and guidelines for diagnosis and treatment. *Blood*, **95**：3653-3661, 2000.

18）Oschlies I, Lisfeld J, Lamant L, et al：ALK-positive anaplastic large cell lymphoma limited to the skin：clinical, histopathological and molecular analysis of 6 pediatric cases. A report from the ALCL99 study. *Haematologica*, **98**：50-56, 2013.

19）Kadin ME：Pathobiology of CD30＋cutaneous T-cell lymphomas. *J Cutan Pathol*, **33**：10-17, 2006.

20）van Maldegem F, van Dijk R, Wormhoudt TA, et al：The majority of cutaneous marginal zone B-cell lymphomas expresses class-switched immunoglobulins and develops in a T-helper type 2 inflammatory environment. *Blood*, **112**：3355-3361, 2008.

21）Edinger JT, Kant JA, Swerdlow SH：Cutaneous marginal zone lymphomas have distinctive features and include 2 subsets. *Am J Surg Pathol*, **34**：1830-1841, 2010.

22）Senff NJ, Hoefnagel JJ, Jansen PM, et al：Reclassification of 300 primary cutaneous B-Cell lymphomas according to the new WHO-EORTC classification for cutaneous lymphomas：comparison with previous classifications and identification of prognostic markers. *J Clin Oncol*, **25**：1581-1587, 2007.

23）Swerdlow SH, Campo E, Pileri SA, et al：The 2016 revision of the World Health Organization classification of lymphoid neoplasms. *Blood*,

127：2375-2390, 2016.

24）Garcia-Herrera A, Colomo L, Camós M, et al：Primary Cutaneous Small/Medium CD4 positive T-Cell Lymphomas：A Heterogeneous Group of Tumors With Different Clinicopathologic Features and Outcome. *J Clin Oncol*, **26**：3364-3371, 2008.

25）Rodríguez Pinilla SM, Roncador G, et al：Primary cutaneous CD4＋small/medium-sized pleomorphic T-cell lymphoma expresses follicular T-cell markers. *Am J Surg Pathol*, **33**：81-90, 2009.

26）Cetinözman F, Jansen PM, Willemze R：Expression of programmed death-1 in primary cutaneous CD4-positive small/medium-sized pleomorphic T-cell lymphoma, cutaneous pseudo-T-cell lymphoma, and other types of cutaneous T-cell lymphoma. *Am J Surg Pathol*, **36**：109-116, 2012.

27）Berti E, Tomasini D, Vermeer MH, et al：Primary cutaneous CD8-positive epidermotropic cytotoxic T cell lymphomas. A distinct clinicopathological entity with an aggressive clinical behavior. *Am J Pathol*, **155**：483-492, 1999.

28）Robson A, Assaf C, Bagot M, et al：Aggressive epidermotropic cutaneous CD8＋lymphoma：a cutaneous lymphoma with distinct clinical and pathological features. Report of an EORTC Cutaneous Lymphoma Task Force Workshop. *Histopathology*, **67**：425-441, 2015.

29）Toro JR, Liewehr DJ, Pabby N, et al：Gamma-delta T-cell phenotype is associated with significantly decreased survival in cutaneous T-cell lymphoma. *Blood*, **101**：3407-3412, 2003.

30）Rodríguez-Pinilla SM, Ortiz-Romero PL, Monsalvez V, et al：TCR-γ expression in primary cutaneous T-cell lymphomas. *Am J Surg Pathol*, **37**：375-384, 2013.

31）Massone C, Crisman G, Kerl H, et al：The prognosis of early mycosis fungoides is not influenced by phenotype and T-cell clonality. *Br J Dermatol*, **159**：881-886, 2008.

32）Willemze R, Jansen PM, Cerroni L, et al：Subcutaneous panniculitis-like T-cell lymphoma：definition, classification, and prognostic factors：an EORTC Cutaneous Lymphoma Group Study of 83 cases. *Blood*, **111**：838-845, 2008.

33）Guitart J, Weisenburger DD, Subtil A, et al：Cutaneous $\gamma\delta$ T-cell lymphomas：a spectrum of presentations with overlap with other cytotoxic lymphomas. *Am J Surg Pathol*, **36** : 1656-1665, 2012.

34) Merrill ED, Agbay R, Miranda RN, et al : Primary cutaneous T-cell lymphomas showing gamma-delta($\gamma\delta$)phenotype and predominantly epidermotropic pattern are clinicopathologically distinct from classic primary cutaneous $\gamma\delta$ T-cell lymphomas. *Am J Surg Pathol*, **41** : 204-215, 2017.

35) Petrella T, Maubec E, Cornillet-Lefebvre P, et al : Indolent CD8-positive lymphoid proliferation of the ear : a distinct primary cutaneous T-cell lymphoma? *Am J Surg Pathol*, **31** : 1887-1892, 2007.

36) Greenblatt D, Ally M, Child F, et al : Indolent CD8(+)lymphoid proliferation of acral sites : a clinicopathologic study of six patients with some atypical features. *J Cutan Pathol*, **40** : 248-258, 2013.

37) Kluk J, Kai A, Koch D, et al : Indolent CD8-positive lymphoid proliferation of acral sites : three further cases of a rare entity and an update on a unique patient. *J Cutan Pathol*, **43** : 125-136, 2016.

38) Dojcinov SD, Venkataraman G, Raffeld M, Pittaluga S, Jaffe ES : EBV positive mucocutaneous ulcer--a study of 26 cases associated with various sources of immunosuppression. *Am J Surg Pathol*, **34** : 405-417, 2010.

39) Bunn B, van Heerden W : EBV-positive mucocutaneous ulcer of the oral cavity associated with HIV/AIDS. *Oral Surg Oral Med Oral Pathol Oral Radiol*, **120** : 725-732, 2015.

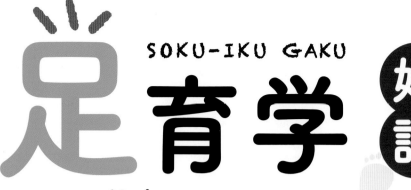

足育学
SOKU-IKU GAKU

好評

外来でみる
フットケア・フットヘルスウェア

編集：高山かおる　埼玉県済生会川口総合病院 主任部長
一般社団法人足育研究会 代表理事

2019年2月発行　B5判　274頁　定価（本体価格 7,000 円＋税）

治療から運動による予防まで
あらゆる角度から「足」を学べる足診療の決定版！

解剖や病理、検査、治療だけでなく、日々のケアや爪の手入れ、
運動、靴の選択など知っておきたいすべての足の知識が網羅されています。
皮膚科、整形外科、血管外科・リンパ外科・再建外科などの医師や看護師、
理学療法士、血管診療技師、さらには健康運動指導士や靴店マイスターなど、
多職種な豪華執筆陣が丁寧に解説！
初学者から専門医師まで、とことん「足」を学べる一冊です。

CONTENTS

セルフケア指導
ができる
「指導箋」付き！

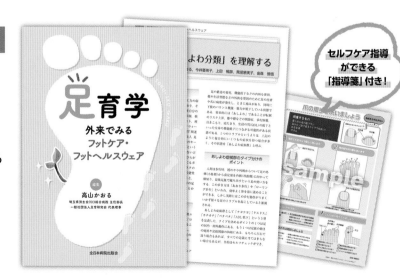

 全日本病院出版会　〒113-0033 東京都文京区本郷 3-16-4　Tel:03-5689-5989
www.zenniti.com　Fax:03-5689-8030

MB Derma, 291：13-19, 2020.

◆特集／いま学びたい 皮膚リンパ腫の診断と治療

菌状息肉症・セザリー症候群を見逃さないために

藤田英樹*

Key words：菌状息肉症(mycosis fungoides)，セザリー症候群(Sézary syndrome)，アトピー性皮膚炎(atopic dermatitis)，乾癬(psoriasis)，紅皮症(erythroderma)，鑑別診断(differential diagnosis)

Abstract 皮膚 T 細胞リンパ腫の代表格である菌状息肉症とセザリー症候群は，アトピー性皮膚炎や乾癬などのいわゆる common disease と間違われることが多い．この要因として，病態や治療内容の類似性が挙げられる．やっかいなことに，生検などの検査を行っても明確に鑑別できず，はっきりしないままフォローせざるを得ないこともある．しかし，アトピー性皮膚炎や乾癬で行われる免疫抑制療法は菌状息肉症やセザリー症候群の病勢を急激に悪化させる可能性がある．本稿では，アトピー性皮膚炎や乾癬と菌状息肉症やセザリー症候群の鑑別に際して注意すべきことを解説した．

はじめに

　皮膚リンパ腫は非常に頻度の低い疾患であり，日常診療のなかで見逃されやすい．皮膚リンパ腫のほぼ半数は T 細胞リンパ腫である菌状息肉症とセザリー症候群で占められるが，これらは紅斑性病変を主体として慢性の経過を示すため，当初は慢性湿疹，アトピー性皮膚炎，乾癬などの比較的頻度の高い炎症性疾患と間違われることも多い．実際，菌状息肉症やセザリー症候群は臨床像のみならず病理組織像もこれらの炎症性疾患と非常に類似することがあり，明確に鑑別することが難しいこともある．しかし，アトピー性皮膚炎や乾癬で行われる免疫抑制療法は菌状息肉症やセザリー症候群の病勢を急激に悪化させる可能性があるため，鑑別と対応は慎重に行う必要がある．本稿では，アトピー性皮膚炎と乾癬に焦点を当てて，菌状息肉症やセザリー症候群との病態の類似性および鑑別するうえで理解しておくべきことを

* Hideki FUJITA, 〒173-8610 東京都板橋区大谷口上町 30-1 日本大学医学部皮膚科学分野，准教授

解説する．

菌状息肉症/セザリー症候群とアトピー性皮膚炎

　紅皮症を呈する進行期の菌状息肉症やセザリー症候群では，臨床的に重症のアトピー性皮膚炎と非常に類似する[1]（図1）．言い方を変えると，紅皮症を呈するアトピー性皮膚炎では，菌状息肉症やセザリー症候群の可能性について考慮したほうがよい場合がある．特に中年以降発症のアトピー性皮膚炎という診断で，難治性の紅皮症に近い状態のケースに遭遇した場合は要注意であると筆者は考えている．実際，本邦のアトピー性皮膚炎の診断基準では除外診断として，皮膚リンパ腫が挙げられている[2]．一方で，アトピー性皮膚炎患者に偶発的に菌状息肉症やセザリー症候群が生じることもあり得る[3]．特に，本邦ではアトピー性皮膚炎の有病率は 20 歳代で 9.8%，30 歳代で 8.7% と報告されており[4]，アトピー性皮膚炎の既往がある者に菌状息肉症やセザリー症候群が生じても特に不思議なことではない．アトピー性皮膚炎がリンパ腫（特に皮膚リンパ腫）発症リスクになるかど

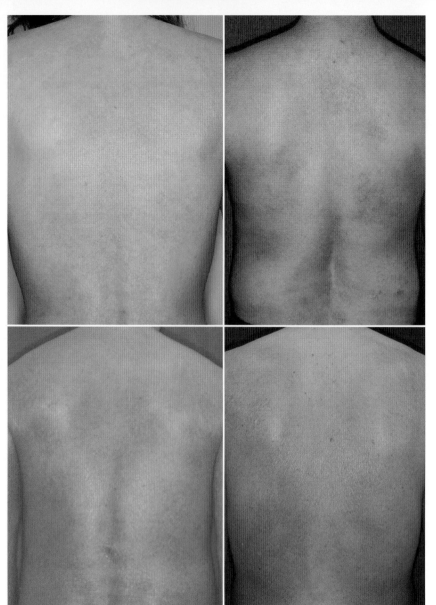

a | b
c | d

図 1.
アトピー性皮膚炎と菌状息肉症の
臨床的類似性
　a，b：紅皮症を呈したアト
　　　ピー性皮膚炎（a：20歳代女
　　　性，b：20歳代男性）
　c，d：当初アトピー性皮膚炎
　　　と診断されていた紅皮症型菌
　　　状息肉症（c：60歳代男性，d：
　　　50歳代男性）

うかは古くから議論があり，肯定する意見も否定する意見もあるが[5)~8)]，そもそも最初の段階で正しく鑑別できているのかという疑問が残る.

　なぜ菌状息肉症やセザリー症候群とアトピー性皮膚炎は臨床像が類似するのであろうか. アトピー性皮膚炎の特徴として，① 皮膚のバリア機能異常，② Th2 優位な免疫異常，③ 瘙痒が挙げられる[9)]. 厄介なことに，これらはすべて，菌状息肉症やセザリー症候群にも当てはまる.

　アトピー性皮膚炎における皮膚バリア機能異常としてバリア関連蛋白のフィラグリンやロリクリンの発現低下が起こっていることはよく知られており，これがドライスキンの一因となる. また，角質水分量の低下と経皮水分蒸散量（trans epidermal water loss；TEWL）の増加，相対的抗菌ペプチド発現の不足などがある[9)]. これらの結果，皮膚は乾燥して細菌やウイルスに対して易感染性を示し，さらに外来抗原が皮膚に侵入しやすくなる. 菌状息肉症やセザリー症候群の患者の皮膚はしばしば乾燥傾向を示すが，我々はこれらの疾患でも皮膚におけるフィラグリンやロリクリンの発現が低下していることを見いだした[10)]. また，実

際に菌状息肉症やセザリー症候群の患者の皮膚では角質水分量の低下と TEWL の増加がみられる[10]．さらに，抗菌ペプチド発現についても，菌状息肉症やセザリー症候群の患者の皮膚では，健常人に比べて S100A7 や hBD-1 が低下するアトピー性皮膚炎と全く同様なパターンを示した[10]．つまり，菌状息肉症やセザリー症候群の患者ではアトピー性皮膚炎患者と同様な皮膚のバリア機能異常が存在し，しばしば臨床的に乾皮症を呈する．

菌状息肉症やセザリー症候群ではアトピー性皮膚炎と同様に，Th2 優位な免疫環境を有することが知られている[6)11]．実際，アトピー性皮膚炎のみならず菌状息肉症やセザリー症候群でも Th2 型サイトカインの代表である IL-4 の発現上昇がみられる[12]．アトピー性皮膚炎における Th2 優位の免疫異常としての末梢血好酸球増多や血清 IgE 高値は菌状息肉症やセザリー症候群でもしばしばみられる[13)14]．したがって，末梢血好酸球増多や血清 IgE 高値はアトピー性皮膚炎と菌状息肉症およびセザリー症候群を鑑別する根拠にはならない．アトピー性皮膚炎患者で血清 IgE 高値の場合は，ダニやハウスダストの RAST が強陽性を示すことが多い．しかし，菌状息肉症およびセザリー症候群の場合は血清 IgE 高値であっても，このような抗原特異的 IgE の陽性率が非常に低い[15]．このことで両者を鑑別することは難しいが，難治性の紅皮症を呈するアトピー性皮膚炎患者で，血清 IgE 高値にもかかわらずダニやハウスダストの RAST が陰性の場合は，診断を再考してもよいと思われる．TARC は代表的な Th2 型ケモカインであり，血清 TARC 値はアトピー性皮膚炎の病勢を鋭敏に反映するため[16]，アトピー性皮膚炎において血清 TARC 値の測定が保険収載されている．しかし，菌状息肉症やセザリー症候群においても血清 TARC 値は病勢を反映して上昇する[17]．よって，血清 TARC 値はアトピー性皮膚炎の優れた病勢マーカーではあるが，診断マーカーにはならない．実際，前述のアトピー性皮膚炎の診断基準においても血清 TARC 値については一切言及がない[2]．つまり，Th2 優位な免疫環境という共通点

ゆえ，菌状息肉症やセザリー症候群の患者ではアトピー性皮膚炎患者と同様な検査値異常がみられる．

瘙痒はアトピー性皮膚炎の定義・診断基準における必須事項であるが，菌状息肉症やセザリー症候群でもしばしば瘙痒を伴い[18)19]，特に紅皮症を呈するとその傾向が顕著である[15]．また，菌状息肉症やセザリー症候群を対象とした多くの新薬の臨床試験においても，瘙痒の改善が薬剤の効果判定基準に採用されている[20]．IL-31 は Th2 型サイトカインの 1 つであるが，近年アトピー性皮膚炎の瘙痒に関係する分子として注目されており，既に臨床試験において抗 IL-31 受容体抗体のアトピー性皮膚炎の瘙痒に対する有効性が示されている[21]．我々はアトピー性皮膚炎のみならず菌状息肉症やセザリー症候群患者の血清においても IL-31 濃度が上昇していることを見いだしており[22]，瘙痒に関しても共通したメカニズム存在するものと推測される．

それでは，実際にどのようにしてアトピー皮膚炎と菌状息肉症やセザリー症候群を鑑別すべきであろうか．菌状息肉症の場合，境界明瞭な落屑性紅斑で始まり（紅斑期），一部は扁平浸潤期，腫瘤期へと長期間かけて進行する．よって，慢性の経過となることが多く，その点ではアトピー性皮膚炎に類似する．また，落屑性紅斑や扁平浸潤期でみられる浸潤性紅斑はアトピー性皮膚炎でもみられ得る．しかし，アトピー性皮膚炎は湿疹性病変であるため紅斑性病変は比較的境界不明瞭であるのに対して，菌状息肉症の紅斑は通常境界明瞭であり，鑑別点の 1 つとなる[23]．また，菌状息肉症では露光部である顔面などよりも非露光部の臀部などに比較的皮疹が出現しやすく，皮疹が比較的屈曲部に出やすいアトピー性皮膚炎とは皮疹の分布が異なることも鑑別点となる[23]．アトピー性皮膚炎の紅皮症と紅皮症型菌状息肉症やセザリー症候群の臨床的鑑別はより難しい．発症年齢が中年以降であれば特に注意が必要である．セザリー症候群では掌蹠の顕著な角化や爪甲の肥厚・変形がしばしばみられ，疑うきっかけになることがあ

る．しかし，紅皮症の場合は皮疹の特徴からの鑑別が難しくなるため，生検が必要となる．表皮向性を示す核異型を伴うリンパ球が多数浸潤し，Pautrier 微小膿瘍がみられると菌状息肉症やセザリー症候群の診断は容易である．一方で，紅皮症型菌状息肉症やセザリー症候群では表皮内へのリンパ球浸潤が目立たないケースも多く[24]，鑑別をより難しくしている．一般に湿疹などの炎症性疾患では CD8 陽性 T 細胞が表皮内へ入ることが多いが，菌状息肉症やセザリー症候群では CD4 陽性 T 細胞が多数表皮内にみられるため[24]，免疫染色が鑑別に有用になる．また，セザリー症候群が疑われる場合は末梢血の異型細胞の存在が重要になるため，白血球分画を調べる必要がある．この際，白血球分画は目視法でオーダーしたほうがよい．筆者は，機械による自動カウント法では異型細胞が検出されず，目視法で数十％の異型細胞が確認できたセザリー症候群の症例の経験がある．また，可能であれば末梢血中の CD4/CD8 比もフローサイトメトリーで検索したい．

　実際には上記のような方法を用いてもアトピー性皮膚炎と菌状息肉症やセザリー症候群を明確に鑑別できない症例も存在する．そのような場合は将来的に菌状息肉症やセザリー症候群としての所見が顕在化する可能性を念頭に置きつつフォローしていくことになる[23]．治療の際はアトピー皮膚炎と菌状息肉症やセザリー症候群に共通するステロイド外用と光線療法を行うとよい．シクロスポリンの内服は菌状息肉症やセザリー症候群の急激な悪化を招くことがあるため，このような場合は極力避けるべきと思われる．近年，抗 IL-4/13 受容体抗体であるデュピルマブがアトピー性皮膚炎に承認されたが，当初の診断がアトピー性皮膚炎で，デュピルマブ投与により皮疹が悪化したことをきっかけに菌状息肉症であることが判明した症例が報告されており[25]，本薬剤の使用にも注意が必要である．

菌状息肉症/セザリー症候群と乾癬

　菌状息肉症は尋常性（局面型）乾癬とも臨床像が酷似することがある．菌状息肉症の初期病変を斑状類乾癬と呼ぶこともあり，類似性が伺える．実際，菌状息肉症の患者が当初は尋常性乾癬と診断されていることはしばしば経験する（図 2）．乾癬性紅皮症の場合は紅皮症型菌状息肉症やセザリー症候群との鑑別が必要になってくるが，ここでは特に尋常性（局面型）乾癬（以下，単に乾癬と記載する）と菌状息肉症の鑑別につき述べる．

　菌状息肉症の扁平浸潤期の個々の皮疹は，しばしば鱗屑を伴う境界明瞭な浸潤性紅斑となる．このように書くと，乾癬の個疹を表現しているのとほぼ同様である．ただし，乾癬の場合と異なり，菌状息肉症では厚い鱗屑が固着していることは少ない．瘙痒に関しては，乾癬でも約半数にみられるため，鑑別点にはならない．乾癬における皮膚 T 細胞リンパ腫の発生リスクは，全身治療を行っていない群で 4.1 倍，全身治療を行った群で 10.75 倍との報告があるが[26]，ここでもアトピー性皮膚炎の場合と同様に，最初の段階で両者がきちんと鑑別されていたのかが問題になる．

　筆者の個人的見解ではあるが，主に軽症から中等症の乾癬の治療内容に紅斑期や扁平浸潤期の菌状息肉症の治療内容と共通点が多いことも両者の鑑別をより難しくしていると思われる（表 1）．特にステロイド外用，光線療法，レチノイド内服，メトトレキサートなどは両者に有効な一般的な治療である．活性型ビタミン D_3 外用薬を菌状息肉症に使用することは通常ないが，活性型ビタミン D_3 は少なくとも in vitro の実験では皮膚 T 細胞リンパ腫細胞に対してアポトーシス誘導や細胞増殖抑制作用を有することから，間違って活性型ビタミン D_3 外用薬を菌状息肉症に使用しても効果が得られてしまう可能性がある．実際，活性型ビタミン D_3 外用と日光浴が初期に有効であった症例を経験している（当初は乾癬と診断されていた）[27]．つまり，菌状息肉症を乾癬と間違えて治療を開始しても効果が得られてしまうため，間違いに気づきにくくなると考えられる．

　両者の鑑別には生検が必須であるが，扁平浸潤期の菌状息肉症では臨床像のみならず，病理組織

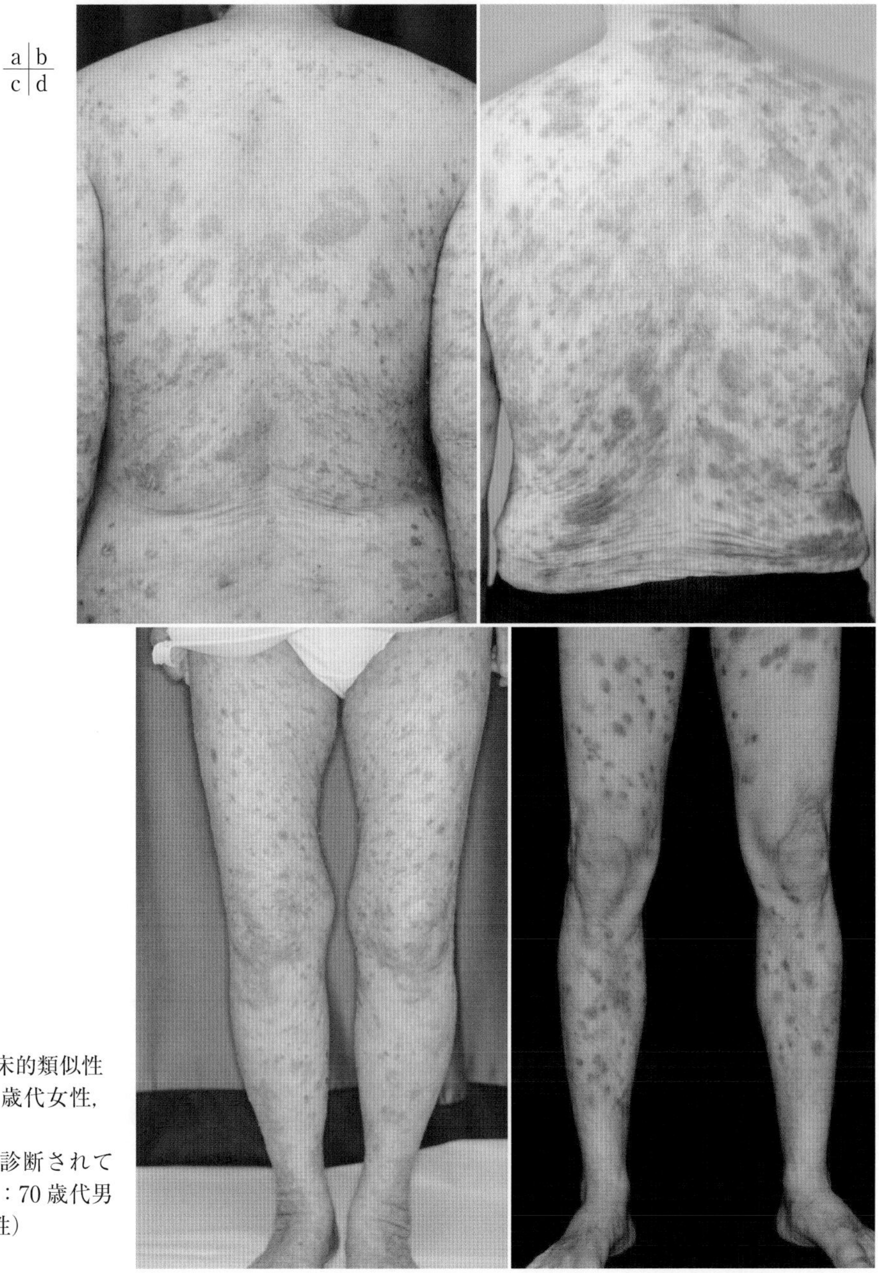

図 2.
乾癬と菌状息肉症の臨床的類似性
　　a，c：乾癬(a：70歳代女性,
　　　c：70歳代女性)
　　b，d：当初乾癬と診断されて
　　　いた菌状息肉症(b：70歳代男
　　　性,d：40歳代男性)

表 1.
乾癬と菌状息肉症の治療の共通点(黒枠内)と相違点
レチノイドについては，乾癬ではエトレチナートが，菌状
息肉症ではベキサロテンが承認されている．ベキサロテン
の承認は2016年であり，以前から菌状息肉症に対してエト
レチナートがしばしば使用されてきた(保険適用外)．メト
トレキサートは菌状息肉症には保険適用がないものの，し
ばしば使用されている．

乾　癬	菌状息肉症
・ビタミン D₃ 外用	・経過観察(初期)
・ステロイド外用	・ステロイド外用
・光線療法	・光線療法
・レチノイド	・レチノイド
・メトトレキサート	・メトトレキサート
・シクロスポリン	・IFN-γ
・アプレミラスト	・放射線療法
・生物学的製剤	・化学療法，抗 CCR4 抗体
	・骨髄移植

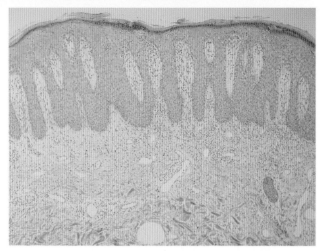

図 3. 乾癬様の病理組織像を呈した菌状息肉症

学的所見も乾癬に非常に類似することがある(図3). 実際,扁平浸潤期の菌状息肉症では病理組織学的に乾癬様の棍棒状表皮肥厚がみられることがあり,さらに顆粒層の消失や角層内への好中球浸潤を伴うことすらある[28]. そのような場合の鑑別上で重要なことは,リンパ球の表皮向性であると思われる. 筆者の経験では,菌状息肉症では一見乾癬を思わせる棍棒状の表皮肥厚がみられる場合でも,通常の乾癬よりも明らかに多数のリンパ球が表皮内へ浸潤していることが多い. ただし,リンパ球の核異型ははっきりしないことが多い. また,乾癬では表皮内に浸潤する T 細胞は通常 CD8 陽性であるが,菌状息肉症では CD4 が優位になることが重要な鑑別点となるため,少しでも疑われる場合は積極的にこれらの免疫染色を施行すべきである. このように菌状息肉症が乾癬に類似した病理組織学的所見を示す背景として,病変部でのIL-22 の高発現を我々は報告している[29]. IL-22 は角化細胞の過増殖(表皮肥厚)や分化異常を誘導するサイトカインで,以前から乾癬病変部での高発現が知られている.

アトピー皮膚炎の場合と同様,実際には生検を行っても乾癬と菌状息肉症を明確に鑑別できない症例も存在する. そのような場合は将来的に菌状息肉症の症状が顕在化する可能性を念頭に置きつつフォローしていくことになる. 治療の際は乾癬と菌状息肉症に共通する外用療法,光線療法,レチノイド内服,メトトレキサートまでに治療をと

どめておくとよいと思われる. シクロスポリンの内服や抗 TNF-α 抗体などの生物学的製剤は菌状息肉症の急激な悪化を招くことがあるため[30]~[32],このような場合は極力避けるべきと思われる. 何度も生検を行うことで菌状息肉症の診断に至ることもあるので,特に病状に変化があれば,積極的に再生検を行うことも重要である.

おわりに

菌状息肉症やセザリー症候群は頻度の低い疾患ではあるが,アトピー性皮膚炎や乾癬の重要な鑑別診断である. アトピー性皮膚炎や乾癬で行われる免疫抑制療法は菌状息肉症やセザリー症候群を急激に悪化させる可能性がある. よって,菌状息肉症やセザリー症候群の可能性を除外できないアトピー性皮膚炎や乾癬に遭遇した際は,安易に免疫抑制療法を行うべきでなく,慎重にフォローしつつ繰り返し生検を行うことが重要である.

文 献

1) Miyagaki T, Sugaya M : Erythrodermic cutaneous T-cell lymphoma : how to differentiate this rare disease from atopic dermatitis. *J Dermatol Sci*, **64** : 1-6, 2011.
2) 加藤則人ほか:アトピー性皮膚炎診療ガイドライン 2018. 日皮会誌, **128** : 2431-2502, 2018.
3) 藤田英樹,菅谷 誠:【おさえておきたい,リンパ腫の鑑別と治療】乾癬との鑑別を要したアトピー性皮膚炎合併菌状息肉症. *J Visual Dermatol*, **11** : 916-917, 2012.
4) Saeki H, et al : Prevalence of atopic dermatitis determined by clinical examination in Japanese adults. *J Dermatol*, **33** : 817-819, 2006.
5) Tuyp E, et al : A case-control study of possible causative factors in mycosis fungoides. *Arch Dermatol*, **123** : 196-200, 1987.
6) Mehrany K, et al : Cutaneous T-cell lymphoma and atopy : is there an association? *Br J Dermatol*, **149** : 1013-1017, 2003.
7) Vajdic CM, et al : Atopic disease and risk of non-Hodgkin lymphoma : an InterLymph pooled analysis. *Cancer Res*, **69** : 6482-6489, 2009.
8) Arana A, et al : Incidence of cancer in the gen-

eral population and in patients with or without atopic dermatitis in the U.K. *Br J Dermatol*, **163**：1036-1043, 2010.

9) 菅谷　誠：アトピーとリンフォーマの接点：オーバービュー．皮膚アレルギーフロンティア，**16**：61-64，2018.

10) Suga H, et al：Skin barrier dysfunction and low antimicrobial peptide expression in cutaneous T-cell lymphoma. *Clin Cancer Res*, **20**：4339-4348, 2014.

11) 管　析：アトピーとリンフォーマの病態的類似点．皮膚アレルギーフロンティア，**16**：65-69，2018.

12) Takahashi N, et al：Thymic Stromal Chemokine TSLP Acts through Th2 Cytokine Production to Induce Cutaneous T-cell Lymphoma. *Cancer Res*, **76**：6241-6252, 2016.

13) Tancrède-Bohin E, et al：Prognostic value of blood eosinophilia in primary cutaneous T-cell lymphomas. *Arch Dermatol*, **140**：1057-1061, 2004.

14) Kural YB, et al：Atopy, IgE and eosinophilic cationic protein concentration, specific IgE positivity, eosinophil count in cutaneous T Cell lymphoma. *Int J Dermatol*, **49**：390-395, 2010.

15) Miyagaki T, Sugaya M：Erythrodermic cutaneous T-cell lymphoma：how to differentiate this rare disease from atopic dermatitis. *J Dermatol Sci*, **64**：1-6, 2011.

16) Kakinuma T, et al：Thymus and activation-regulated chemokine in atopic dermatitis：Serum thymus and activation-regulated chemokine level is closely related with disease activity. *J Allergy Clin Immunol*, **107**：535-541, 2001.

17) Kakinuma T, et al：Thymus and activation-regulated chemokine（TARC/CCL17）in mycosis fungoides：serum TARC levels reflect the disease activity of mycosis fungoides. *J Am Acad Dermatol*, **48**：23-30, 2003.

18) Demierre MF, et al：Significant impact of cutaneous T-cell lymphoma on patients' quality of life：results of a 2005 National Cutaneous Lymphoma Foundation Survey. *Cancer*, **107**：2504-2511, 2006.

19) Duvic M, et al：Phase 2 trial of oral vorinostat （suberoylanilide hydroxamic acid, SAHA）for refractory cutaneous T-cell lymphoma（CTCL）. *Blood*, **109**：31-39, 2007.

20) Olsen EA, et al：Phase Ⅱb multicenter trial of vorinostat in patients with persistent, progressive, or treatment refractory cutaneous T-cell lymphoma. *J Clin Oncol*, **25**：3109-3115, 2007.

21) Silverberg JI, et al：Phase 2B randomized study of nemolizumab in adults with moderate-to-severe atopic dermatitis and severe pruritus. *J Allergy Clin Immunol*, pii：S0091-6749(1)31099-1, doi：10.1016/j.jaci2019.08.013, 2019（Epub ahead of print）.

22) Ohmatsu H, et al：Serum IL-31 levels are increased in patients with cutaneous T-cell lymphoma. *Acta Derm Venereol*, **92**：282-283, 2012.

23) 宮垣朝光：アトピーとリンフォーマの臨床的類似点．皮膚アレルギーフロンティア，**16**：71-74，2018.

24) 菅谷　誠：皮膚リンパ腫の鑑別診断における表面抗原の役割．血液内科，**67**：743-749，2013.

25) Chiba T, et al：Diagnosis of Mycosis Fungoides Following Administration of Dupilumab for Misdiagnosed Atopic Dermatitis. *Acta Derm Venereol*, **99**：818-819, 2019.

26) Gelfand JM, et al：The risk of lymphoma in patients with psoriasis. *J Invest Dermatol*, **126**：2194-2200, 2006.

27) 梅澤裕美ほか：急速な経過をたどったCD45RA陽性菌状息肉症の1例．皮膚臨床，**58**：430-434，2016.

28) Jinno N, et al：Mycosis fungoides with psoriasiform lesions. *J Dermatol*, **42**：227-229, 2015.

29) Miyagaki T, et al：IL-22, but not IL-17, dominant environment in cutaneous T-cell lymphoma. *Clin Cancer Res*, **17**：7529-7538, 2011.

30) Zackheim HS, et al：Psoriasiform mycosis fungoides with fatal outcome after treatment with cyclosporine. *J Am Acad Dermatol*, **47**：155-157, 2002.

31) Suga H, et al：A case of mycosis fungoides with large cell transformation associated with infliximab treatment. *Acta Derm Venereol*, **94**：233-234, 2014.

32) 伊藤宗成，中川秀己：【患者さんから学ぶ慈恵の診察室—病気を診ずに病人を診よ】乾癬様皮疹を呈した菌状息肉症—アダリムマブ投与中に生じた大細胞転化．*J Visual Dermatol*, **17**：259-260, 2018.

MB Derma. No.268

これが皮膚科診療スペシャリストの目線！

診断・検査マニュアル
－不変の知識と最新の情報－

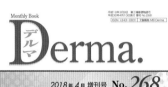

Monthly Book

Derma.
デルマ

2018年4月増刊号 No.268

これが皮膚科診療スペシャリストの目線！

診断・検査マニュアル
－不変の知識と最新の情報－

編集主幹○照井 正・大山 学
編集企画○梅林芳弘

D

全日本病院出版会

好 評

平成10年3月30日 第3種郵便物認可
平成30年4月10日発行 増刊 No.268
(ISSN 1342-0831) 定価2,100円 MB Derma

2018年4月 増刊号
- ●編集企画：**梅林 芳弘**
  (東京医科大学八王子医療センター教授)
- ●定価(本体価格 5,600円＋税)　●B5判　●320ページ

不易流行

「昔から変わることのない診断の要諦となる不変の知識」と「新しい検査法などの目まぐるしく変わる最新情報」が盛り込まれた一書．病理やダーモスコピーをはじめとした各種検査法の見方・進め方や，薬疹・良悪性腫瘍などを誤診しないための鑑別のポイントを，大ボリュームの320ページでお届け．診療に必要な匠の知識と技を是非本書から吸収してください．

目 次

(株)全日本病院出版会　www.zenniti.com

〒113-0033　東京都文京区本郷3-16-4　電話(03)5689-5989　FAX(03)5689-8030

MB Derma, 291：21-30, 2020.

◆特集／いま学びたい 皮膚リンパ腫の診断と治療

B細胞リンパ腫の鑑別診断

島内隆寿*

Key words：粘膜関連リンパ組織節外性辺縁帯リンパ腫(extranodal marginal zone lymphoma of mucosa-associated lymphoid tissue)，原発性皮膚濾胞中心リンパ腫(primary cutaneous follicle centre lymphoma)，原発性皮膚びまん性大細胞型 B 細胞リンパ腫，下肢型(primary cutaneous diffuse large B-cell lymphoma, leg type)，偽リンパ腫(pseudolymphoma)，節性濾胞性リンパ腫 (nodal follicular lymphoma)

Abstract 皮膚 B 細胞リンパ腫は高齢化社会に伴い，比較的遭遇する機会が増えている疾患群であり，粘膜関連リンパ組織節外性辺縁帯リンパ腫・原発性皮膚濾胞中心リンパ腫・原発性皮膚びまん性大細胞型 B 細胞リンパ腫，下肢型の 3 疾患に代表される．粘膜関連リンパ組織節外性辺縁帯リンパ腫は臨床的，組織学的にも良性疾患である偽リンパ腫との鑑別が常に重要となる．一方，原発性皮膚濾胞中心リンパ腫は本邦では頻度が低く，本疾患を疑った場合，節性濾胞性リンパ腫の皮膚浸潤の可能性を除外する必要がある．原発性皮膚びまん性大細胞型 B 細胞リンパ腫，下肢型は皮膚科での診断時に皮膚外臓器への浸潤を認めることが多く，皮膚原発か否か，明確にならない場合もある．本稿では，上記疾患群とその鑑別点について，病理組織学的，免疫組織学的所見ならびに分子生物学的所見について概説する．

はじめに

皮膚 B 細胞リンパ腫は，粘膜関連リンパ組織節外性辺縁帯リンパ腫(extranodal marginal zone lymphoma of mucosa-associated lymphoid tissue)，原発性皮膚濾胞中心リンパ腫(primary cutaneous follicle centre lymphoma)，原発性皮膚びまん性大細胞型 B 細胞リンパ腫，下肢型(primary cutaneous diffuse large B-cell lymphoma, leg type)に代表される疾患群である[1]．粘膜関連リンパ組織節外性辺縁帯リンパ腫と原発性皮膚濾胞中心リンパ腫は予後良好の indolent 群として分類されるが，原発性皮膚びまん性大細胞型 B 細胞リンパ腫，下肢型は予後不良である．上記 3 疾患群の診断はその臨床像，病理組織学的所見も含め，時に難渋することが多い．特に，粘膜関連リンパ組織節外性辺縁帯リンパ腫と良性の反応性リンパ球増殖性疾患である偽リンパ腫(pseudolymphoma)，あるいは原発性皮膚濾胞中心リンパ腫と節性濾胞性リンパ腫(nodal follicular lymphoma)の皮膚浸潤や原発性皮膚びまん性大細胞型 B 細胞リンパ腫，下肢型との鑑別は，日常診療で比較的遭遇する機会が多い．本稿では，上記疾患群の鑑別点について概説する．

粘膜関連リンパ組織節外性辺縁帯リンパ腫 (extranodal marginal zone lymphoma of mucosa-associated lymphoid tissue)

1．疾患概念

2005 年の WHO-EROTC 分類では，原発性皮膚辺縁帯 B 細胞リンパ腫(primary cutaneous marginal zone B-cell lymphoma)と分類されていたが，2008 年以降，造血器腫瘍に対する WHO 分類

* Takatoshi SHIMAUCHI, 〒431-3192 浜松市東区半田山 1-20-1 浜松医科大学皮膚科学講座，講師

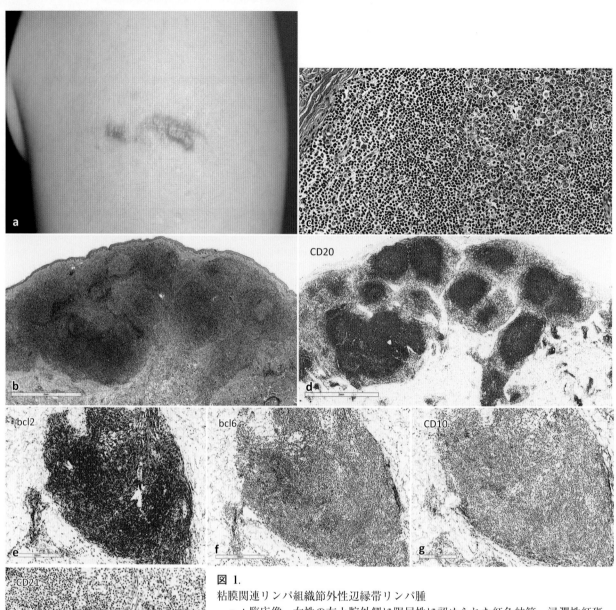

図 1.
粘膜関連リンパ組織節外性辺縁帯リンパ腫
　　a：臨床像．女性の左上腕外側に限局性に認められた紅色結節，浸潤性紅斑
　　b：病理組織像(HE)．真皮に濾胞様構造を伴うリンパ球様細胞の稠密な浸潤
　　　を認め，grenz zone を有する．胚中心に比べ，濾胞辺縁帯の拡大を認める．
　　c：病理組織像(HE)．濾胞辺縁帯で増殖している細胞は小型リンパ球様細胞
　　　であり，中央部の反応性の濾胞様構造へ侵入する(follicular colonization)．
　　d〜h：免疫染色像．巣状に浸潤する腫瘍細胞は CD20(d)，bcl2(e)に陽性で，
　　　bcl6(f)，CD10(g)は陰性である．CD21 陽性濾胞樹状細胞(follicular dendritic
　　　cells)(h)から構成される反応性の濾胞様構造はわずかである．

では皮膚原発が削除され，粘膜関連リンパ組織節
外性辺縁帯リンパ腫としてまとめられている[1]．
増殖している腫瘍細胞は疾患名のごとく，リンパ
濾胞の辺縁帯に存在する B 細胞に由来しており，
形質細胞へと分化する途上の細胞である．

2．臨床像

　頭頸部を好発部位とする紅色の局面，小結節，
腫瘤性病変を主症状とするが，皮下腫瘍としても
発症しうる(図 1-a)．

22

3．病理組織学的所見

腫瘍細胞はリンパ形質細胞様細胞(lymphoplas-macytoid cell)が主体のタイプから，小型リンパ球様細胞，リンパ形質細胞様細胞，形質細胞に，胚中心芽細胞(centroblast)，免疫芽細胞(immunoblast)が少数ながら混在するタイプなど，症例に応じてその病理組織像は多彩である(図1-b, c). 総じて，上記に示す腫瘍細胞は表皮向性を示さず，grenz zone を持ちながら，真皮から皮下組織にかけて巣状に浸潤する．その1つの巣状の細胞浸潤に着目すると，周辺は形質細胞，リンパ形質細胞様細胞で占められるが，その中心部は小型リンパ球様細胞が主体である．反応性の濾胞構造は約半数で認められる．反応性濾胞構造の周囲で増殖する腫瘍細胞は濾胞を圧排しながら浸潤する像を呈し，いわゆる follicular colonization が観察される(図1-c).

4．免疫染色所見

増殖している腫瘍細胞は CD79a$^+$，CD20$^+$である(図1-d). 混在する形質細胞は CD138$^+$ となる．また，腫瘍細胞は bcl2$^+$，bcl6$^-$，CD5$^-$，CD10$^-$の形質を示す(図1-e〜g). 反応性リンパ濾胞内に CD21$^+$ あるいは CD23$^+$ の濾胞樹状細胞(follicular dendritic cells)による network 構造(meshwork 様構造)を認める場合がある．しかし，前述した follicular colonization により，偽リンパ腫に比較して不明瞭となるため，偽リンパ腫との重要な鑑別点となる(図1-h). 形質細胞への分化を認める場合，細胞質に免疫グロブリンが染色されるが，κ あるいは λ のどちらかに優位性が認められる．通常日本人では，κ/λ 比は3/2とされるため，κ/λ 比が10/1あるいは1/5と著明に差が認められれば，monotypic であると確認できる[2].

5．遺伝子検索

免疫グロブリン遺伝子の単クローン性再構成を認める．

皮膚に限局する粘膜関連リンパ組織節外性辺縁帯リンパ腫では t(11；18)(q21；q21)/API2-MALT1 の転座は認められない．

6．鑑別診断

粘膜関連リンパ組織節外性辺縁帯リンパ腫における最も重要な鑑別疾患として，偽リンパ腫，原発性皮膚濾胞中心リンパ腫が挙げられる．それぞれの詳細について，各項で説明する．

偽リンパ腫(pseudolymphoma)

1．疾患概念

皮膚，皮下組織における良性の反応性リンパ球増殖症と定義される．増殖する細胞がB細胞かT細胞かによって，B細胞偽リンパ腫，T細胞偽リンパ腫に分類される．本稿では，B細胞偽リンパ腫について解説する．

偽リンパ腫は同義語が多く，反応性リンパ球増殖症(reactive lymphoid proliferation)，皮膚リンパ球腫(lymphocytoma cutis, Kaufmann-Wolf), lymphadenosis cutis benigna, Bafverstedt, cutaneous lymphoid hyperplasia, Caro and Helwig, 良性リンパ球腫(benign lymphocytoma), Spiegler-Fendt pseudolymphoma, pseudolymphoma of the skin がある．また，pseudolymphomatous folliculitis も偽リンパ腫の一型に含めるとされる．

発症の誘因となるものとして，虫刺症(マダニ刺傷も含む)，刺青，ワクチン接種，鍼灸，外傷など，様々である．

2．臨床像

顔面領域，特に頬，鼻，耳介周囲に好発するが，上肢，体幹などに生じることもある．紅色調の丘疹からドーム状の結節が単発あるいは多発する．したがって皮疹のみから，他の indolent 群皮膚B細胞リンパ腫とを鑑別することは困難である(図2-a).

3．病理組織学的所見

反応性のリンパ濾胞が増加しており，リンパ濾胞間に異型性を認めない小型リンパ球や形質細胞の浸潤を認める(図2-b). しかし，粘膜関連リンパ組織節外性辺縁帯リンパ腫のように，濾胞間の bcl2$^+$ 腫瘍細胞の増殖は認めない．これらが結節状あるいはびまん性に真皮から皮下組織にかけて

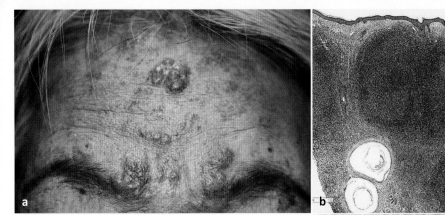

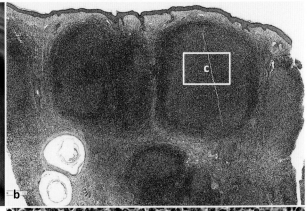

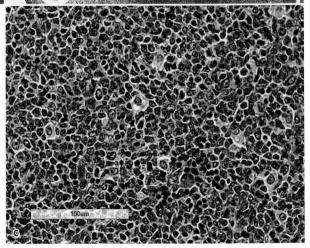

図 2-a～c.
偽リンパ腫

a：臨床像．女性の前額部に生じた紅色結節～集簇性紅色丘疹

b，c：病理組織像（HE）．真皮全層性に高度のリンパ球浸潤とやや不整形なリンパ濾胞が散在性に認められる（b）．c に拡大像を示す．リンパ濾胞は明るい大型のリンパ球，組織球で構成されるが，tingible-body macrophage（核片貪食マクロファージ）は本症例でははっきりしない（c）．

浸潤するが，表皮とは grenz zone を保ち，真皮上層部で強く浸潤する，いわゆる "top-heavy appearance" を呈することが多い．リンパ濾胞は明るい大型のリンパ球，組織球で構成されており（図 2-c），tingible-body macrophage（核片貪食マクロファージ）が認められる．

4．免疫染色所見

リンパ濾胞の辺縁で反応性に増殖している細胞は，CD20$^+$，CD79a$^+$，bcl2$^+$，bcl6$^-$，CD10$^-$，MUM1$^-$である（図 2-d～f）．一方，反応性リンパ濾胞内の細胞は CD20$^+$，CD79a$^+$，bcl2$^-$，bcl6$^+$，CD10$^+$，MUM1$^-$である（図 2-d～f）．反応性リンパ濾胞の構造は明瞭であり，濾胞内に CD21$^+$あるいは CD23$^+$の濾胞樹状細胞（follicular dendritic cells）による network 構造（meshwork 様構造）が認められる（図 2-g）．また，反応性リンパ濾胞内，外に CD3$^+$T 細胞の浸潤を認める（図 2-i）．一方，粘膜関連リンパ組織節外性辺縁帯リンパ腫で認め

られる follicular colonization は観察されない．

5．遺伝子検索

免疫グロブリン遺伝子の単クローン性再構成は認められない．

原発性皮膚濾胞中心リンパ腫
(primary cutaneous follicle centre lymphoma)

1．疾患概念

原発性皮膚濾胞中心リンパ腫はその名のごとく，濾胞中心細胞を由来とする腫瘍である．欧米では頻度が高いが，本邦では比較的稀である．

2．臨床像

頭部，前額部を好発部位とする，単発ないし限局性の紅色局面，あるいは腫瘤性病変として発症するが，多発することもある．男女比は 1.8：1 とやや男性に多く認められる[3]．

3．病理組織学的所見

増殖している腫瘍細胞は，濾胞中心に由来する

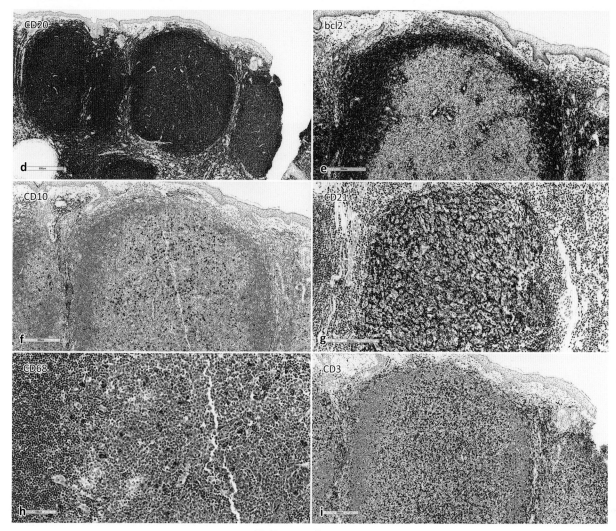

図 2-d〜i. 偽リンパ腫

d〜i：免疫染色像．濾胞周囲および濾胞内の増殖細胞は CD20 に陽性であり（d），濾胞周囲の細胞は bcl2 陽性（e），
CD10 陰性を示す（f）．濾胞内の細胞は bcl2 陰性（e），CD10 陽性（f）の胚中心細胞が散見され，CD21 陽性の濾胞樹状
細胞による network 構造の鮮やかな構築を認める（g）．また，濾胞内では CD68 陽性マクロファージを散在性に認
める（h）．濾胞構造の内部と周囲には CD3 陽性 T 細胞の浸潤が観察される（i）．

胚中心細胞（centrocyte）と胚中心芽細胞（centro-blast）で構成される．胚中心細胞は小型〜棒状で核にくびれのある腫瘍細胞であるが，一方，胚中心芽細胞は核に切れ込みがないが，核小体の明瞭な大型の腫瘍細胞である．胚中心細胞と胚中心芽細胞とが grenz zone を持ちながら，真皮から皮下組織にかけて結節状からびまん性に浸潤する．結節状に浸潤するものでは，濾胞構造様を呈する場合もあるが，明瞭なリンパ濾胞構造は構築されない．この不明瞭な濾胞構造内には正常リンパ濾胞内あるいは偽リンパ腫で認められる tingible-body macrophage は観察されない．

4．免疫染色所見

腫瘍構成細胞である胚中心細胞，胚中心芽細胞ともに CD79a[+]，CD20[+]，bcl6[+]，bcl2[-]，CD5[-]，MUM1[-] である．CD10 は陽性，陰性例が存在し，結節性増殖を示す症例で陽性となることがある．粘膜関連リンパ組織節外性辺縁帯リンパ腫では，腫瘍細胞が bcl2[+]，bcl6[-]，CD10[-] の形質を示すこと，原発性皮膚びまん性大細胞型 B 細胞リンパ腫，下肢型では，腫瘍細胞が bcl2[+]，MUM1[+] の形質を示すことが重要な鑑別ポイントとなる．

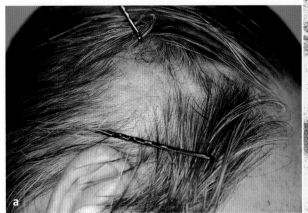
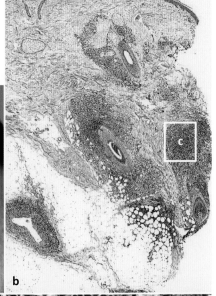

図 3-a～c.
節性濾胞性リンパ腫の皮膚浸潤
a：臨床像．男性の右側頭部に生じた脱毛を伴う浸潤
局面
b，c：病理組織像(HE)．真皮の付属器，血管周囲
や皮下脂肪織に，結節状に浸潤するリンパ球様細胞
を認める(b)．c に拡大像を示す．浸潤する細胞は中
型で，核不整を伴う胚中心細胞(centrocyte)である
が，胚中心芽細胞(centroblast)は本症例ではほとん
ど認められない(c)．

5．遺伝子検索

免疫グロブリン遺伝子の単クローン性再構成を
認める．

原発性皮膚濾胞中心リンパ腫では t(14；18)
(q32；q21)/IGH-BLC-2 の転座は認められない．

6．鑑別診断

原発性皮膚濾胞中心リンパ腫との鑑別で最も多
いのが，節性濾胞性リンパ腫(nodal follicular lym-
phoma)の皮膚浸潤である(図 3-a，k)．節性濾胞
性リンパ腫では，原発性皮膚濾胞中心リンパ腫と
同様に，胚中心細胞と胚中心芽細胞による腫瘍細
胞が，真皮から皮下組織にかけて結節状あるいは
びまん性に浸潤する(図 3-b，c)．免疫染色では腫

瘍細胞は CD79a$^+$，CD20$^+$，bcl2$^+$，bcl6$^+$，CD10$^+$，
MUM1$^-$ となる(図 3-d～h)．病理組織学的に両者
の鑑別は困難な場合があるが，bcl2 が陽性となる
ことがポイントとなる．節性濾胞性リンパ腫では
t(14；18)(q32；q21)/IGH-BLC-2 の転座が生じ
ており，通常濾胞中心由来であるため，bcl2$^-$ とな
るべきところが，bcl2$^+$ となる．

原発性皮膚びまん性大細胞型 B 細胞リンパ腫，
下肢型(primary cutaneous diffuse large
B-cell lymphoma, leg type)

1．疾患概念

粘膜関連リンパ組織節外性辺縁帯リンパ腫と原

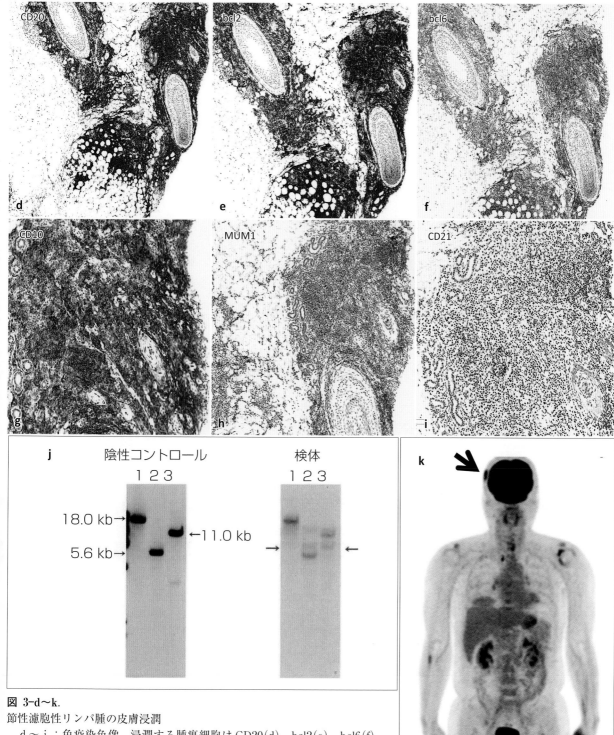

図 3-d〜k.

節性濾胞性リンパ腫の皮膚浸潤

    d〜i：免疫染色像．浸潤する腫瘍細胞は CD20(d)，bcl2(e)，bcl6(f)，
    CD10(g)に陽性を示し，MUM1(h)は陰性である．濾胞構造は認められ
    ず，CD21 陽性の濾胞樹状細胞による network 構造も認められない(i)．
    原発性皮膚濾胞中心リンパ腫としては，bcl2 の発現が強陽性であり，節
    性濾胞性リンパ腫の皮膚浸潤と診断された．

    j：遺伝子検索．免疫グロブリン H 鎖 JH 遺伝子再構成のモノクローナル
    バンドを認める．

    k：PET-CT．右側頭部に集積を認める(矢印)．その他にも腸間膜周囲な
    どのリンパ節に集積を認めた．

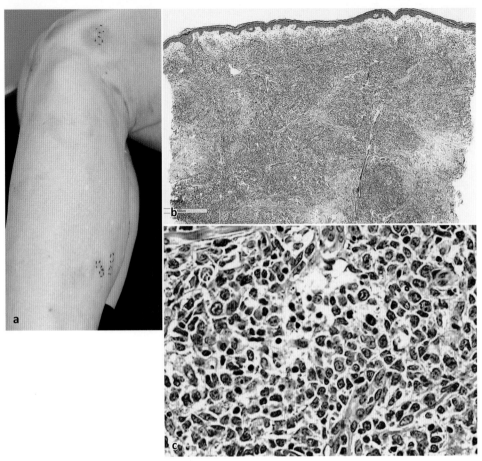

図 4-a〜c. 原発性皮膚びまん性大細胞型 B 細胞リンパ腫, 下肢型
a：臨床像. 下肢に多発する紅色結節〜浸潤性紅斑局面
b, c：病理組織像(HE). 真皮から皮下の血管周囲を主体に, びまん性に浸潤する異型な
　リンパ球を認め, grenz zone を有する(b). 増殖する腫瘍細胞は大型で, 複数個の明瞭な
　核小体が核膜に接するように存在する胚中心芽細胞と大型の核小体が 1 個, 核の中心に認
　められる免疫芽細胞(immunoblast)で構成される(c).

発性皮膚濾胞中心リンパ腫は予後良好の indolent
群として分類されるが, 原発性皮膚びまん性大細
胞型 B 細胞リンパ腫, 下肢型は 5 年生存率が約
50％と予後不良である[4]. 初診時より皮膚外進展
が認められる場合も多く, その場合, 皮膚外原発
か本疾患かを明確に鑑別することが困難となる
(図 4-a, i).

2．臨床像

高齢者の女性の下肢に好発する, 単発から多発
の紅色〜紫紅色調の結節, 腫瘤として出現し, 急
速に拡大する(図 4-a). しかし顔面など, 下肢以
外に発生する場合も存在し, その場合も原発性皮
膚びまん性大細胞型 B 細胞リンパ腫, 下肢型と診
断する.

3．病理組織学的所見

均一に増殖する腫瘍細胞は大型で, 複数個の明
瞭な核小体が核膜に接するように存在する胚中心
芽細胞(centroblast)と, 大型の核小体が 1 個, 核
の中心に認められる免疫芽細胞(immunoblast)と
の 2 種類で構成される. 表皮とは grenz zone を有
しながら, 真皮から皮下組織にかけてシート状,
びまん性に浸潤する(図 4-b, c). また, 核分裂像
も多数散見される. 特に顔面に発症した単発の原
発性皮膚びまん性大細胞型 B 細胞リンパ腫, 下肢
型は, びまん性浸潤を呈する原発性皮膚濾胞中心
リンパ腫との鑑別が必要となる. 原発性皮膚濾胞
中心リンパ腫でみられる不明瞭な濾胞構造や間質
の増生は, 原発性皮膚びまん性大細胞型 B 細胞リ

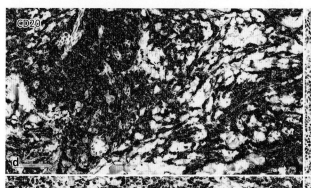

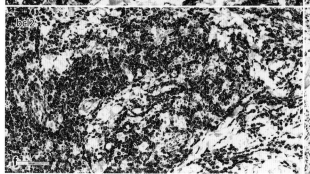

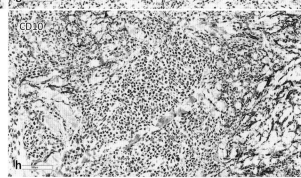

図 4-d～i.
原発性皮膚びまん性大細胞型 B 細胞リンパ腫，下肢型
　　d～h：免疫染色像．腫瘍細胞は CD20(d)，MUM1(e)，
　　bcl2(f)に陽性を示し，bcl6(g)，CD10(h)は陰性である．
　　i：PET-CT．診断時には下肢以外にも，眼窩内，右顔
　　面領域，上肢など，広範囲に浸潤していた．R-CHOP
　　療法施行後，一旦寛解するが，下肢の皮下腫瘤として
　　再発した．

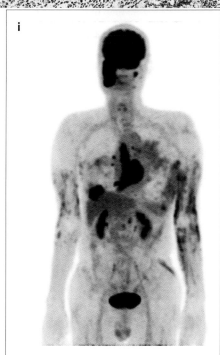

ンパ腫，下肢型では認められない（図 4-b）．

4．免疫染色所見

　腫瘍細胞は胚中心芽細胞と免疫芽細胞ともに
$CD79a^+$，$CD20^+$，$bcl6^{+/-}$，$bcl2^+$，$CD5^-$，$CD10^-$，
$MUM1^+$，IgM^+（細胞質），$FOX-P1^+$，cyclin $D1^-$
である（図 4-d～h）．特に bcl2，MUM1 が陽性と
なる点が，原発性皮膚濾胞中心リンパ腫との重要
な鑑別ポイントとなる．

5．遺伝子検索

　免疫グロブリン遺伝子の単クローン性再構成を
認める．
　原発性皮膚びまん性大細胞型 B 細胞リンパ腫，
下肢型の腫瘍細胞は，bcl2 強陽性であるが，節性
濾胞性リンパ腫で認められる t(14；18)(q32；
q21)/IGH-BLC-2 の転座は認められない．一方
で，*CDKN2A*，*BLIMP1*，*6q* の欠失，*MYD88*

*L265P*の遺伝子変異も高頻度で認められ，NF-κB経路の活性化に寄与しているものとされる[5]．また，FISH法で，*BCL2*，*BCL6*，*MYC*の転座はそれぞれで低頻度に認めるも，double hits（*MYC*および*BCL2*または*BCL6*遺伝子再構成）は認めないとされている[5]．一方，原発性皮膚びまん性大細胞型B細胞リンパ腫，下肢型44例の解析では，*MYC*の遺伝子転座再構成は32%と高頻度に認め，その中で*BCL6*転座鎖構成を伴うdouble hitsも2例（4%）存在し，MYCとBCL2の両蛋白陽性例（double expressor）は65%に認めたとする報告もある[6]．またMenguyらによれば，原発性皮膚びまん性大細胞型B細胞リンパ腫，下肢型23例中，19例（83%）でMYCとBCL2のdouble expressionを認めたが，double hitsは存在しなかったと報告している[7]．

おわりに

皮膚B細胞リンパ腫とその鑑別疾患について概説した．代表的3疾患および偽リンパ腫や節性濾胞リンパ腫の皮膚浸潤例以外にも，ここでは記載しなかった疾患が多数存在する．したがって，本疾患群の診断確定には病理組織学的，免疫染色所見ならびに遺伝子解析の総合的な判断が必要となる．さらに，偽リンパ腫と診断されるも，その後にindolent群の皮膚B細胞リンパ腫として再発する症例も存在するため，確定診断，治療後も注意深い経過観察が必要であることを強調したい．

文 献

1) Swerdlow SH, Campo E, Harris NL, et al eds：WHO Classification of Tumours of Haematopoietic and Lymphoid Tissues, revised 4th ed, Lyon, IARC Press, 2017.
2) 市村浩一：診断 免疫組織学的診断．皮膚リンパ腫アトラス 改訂・改題第3版（岩月啓氏ほか編），文光堂，2017.
3) 新井栄一：原発性皮膚濾胞中心リンパ腫．皮膚リンパ腫アトラス 改訂・改題第3版（岩月啓氏ほか編），文光堂，2017.
4) Senff NJ, Noordijk EM, Kim YH, et al：European Organization for Research and Treatment of Cancer and International Society for Cutaneous Lymphoma consensus recommendation for the management of cutaneous B-cell lymphomas. *Blood*, **112**：1600-1609, 2008.
5) Pham-Ledard A, Prochazkova-Carlotti M, Andrique L, et al：Multiple genetic alterations in primary cutaneous large B-cell lymphoma, let type support a common lymphomagenesis with activated B-cell-like diffuse large B-cell lymphoma. *Mod Pathol*, **27**：402-411, 2014.
6) Schrader AMR, Jansen PM, Vermeer MH, et al：High Incidence and Clinical Significance of MYC Rearrangements in Primary Cutaneous Diffuse Large B-Cell Lymphoma, Leg Type. *Am J Surg Pathol*, **42**：1488-1494, 2018.
7) Menguy S, Frison E, Prochazkova-Carlotti M, et al：Double-hit or dual expression of MYC and BCL2 in primary cutaneous large B-cell lymphomas. *Mod Pathol*, **31**：1332-1342, 2018.

MB Derma, 291：31-37, 2020.

◆特集／いま学びたい 皮膚リンパ腫の診断と治療

皮膚リンパ腫の検査の進め方

管　析*

Key words：菌状息肉症(mycosis fungoides)，セザリー症候群(Sézary syndrome)，免疫染色(immunostaining)，遺伝子再構成(gene rearrangement)，全身検査(whole body examination)

Abstract　皮膚リンパ腫は稀な疾患であるので日常診療で鑑別の上位に来ることは少ないだろう．しかし，ステロイド外用に対する反応が乏しい湿疹様病変をみたら積極的に皮膚リンパ腫を疑っていただきたい．そして，検査としては皮膚生検が最も重要である．HE所見，免疫染色，遺伝子再構成の結果を総合的に考えて診断に至る．T リンパ腫では T 細胞受容体，B リンパ腫では免疫グロブリンの重鎖の再構成を確認する．血清中の可溶性 IL-2 レセプターや LDH も病勢マーカーとして重要である．また，セザリー症候群など末梢血に異型細胞を認める疾患ではフローサイトメトリーにより表面マーカーを確認する．病期決定はその後の治療方針を考えるうえで重要なので，診断時に CT，PET 検査などで病変の広がりを確認する．早期例では定期的な画像検査は必要ないと思われるが，進行例では年1回程度の定期的な画像フォローを行うべきである．

はじめに

　皮膚リンパ腫は新規患者が日本全体でも年間500人程度であり，稀少な疾患である．その稀少さゆえに，皮膚リンパ腫の診断および治療を苦手に感じている皮膚科医も多いだろう．しかし，ステロイド外用に反応しない湿疹様病変をみたら，皮膚リンパ腫を是非鑑別に挙げていただきたい．皮膚リンパ腫を疑った時にどのような検査を行うべきか，大まかなフローチャートを図1にまとめた．図1の流れに沿って，普段筆者の所属する皮膚リンパ腫の専門外来でどのように検査を進めているかを紹介したいと思う．本稿が皮膚リンパ腫診療の一助になることを願っている．

検査の進め方

1．問　診

　まず初めに，患者からの病歴聴取は大変有用で

ある．何年前から体のどの部位に皮疹を認めているのか，皮疹のサイズは変わらないのか，もしくは拡大しているのか，そして治療歴を問診することは必須である．リンパ腫の場合，ステロイド外用で色調が薄くなることはあっても完全に消えることはない．また，発症年齢も重要なファクターとなる．皮膚 T 細胞リンパ腫とアトピー性皮膚炎は共通して Th2 環境を背景に持つため，しばしば鑑別が困難であるが，疫学ではアトピー性皮膚炎は幼少時と 20 歳前後に発症する疾患である．一方，皮膚 T 細胞リンパ腫は若年発症もみられるが，比較的高齢者に多い疾患である．成人 T 細胞白血病/リンパ腫では九州沖縄地方に多いため，出身地を確認することも重要である．

2．臨床所見

　次に身体診察に移る．皮疹の形状，大きさ，色調，浸潤を触れるかを正確に記載する．部位も重要である．早期の菌状息肉症の病変は紫外線の当たりづらい臀部，下肢に好発しやすく，通常顔面に病変を認めない．逆に顔面中心に病変を認める

* Hiraku SUGA, 〒113-8655 東京都文京区本郷7-3-1　東京大学医学部皮膚科学教室，講師

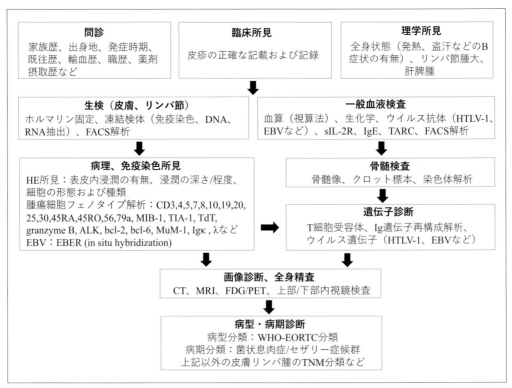

図 1．検査のフローチャート（文献 1 より一部改変）

場合は毛包向性菌状息肉症，CD4 陽性小・中細胞型 T 細胞リンパ腫，原発性皮膚濾胞中心リンパ腫，MALT リンパ腫，偽リンパ腫などを考える．顔面の結節や腫瘤を主訴に来院した場合に，首より下をよく観察すると浸潤を触れる紅斑を認めるということをしばしば経験する．全身の診察をくまなく行うことは疾患を見落とさないためにも重要である．

　皮疹の診察に加えて表在リンパ節の腫大の有無を確認する．具体的には頸部，腋窩，鼠径リンパを体表から確認する．リンパ節を触知すること自体は問題ではないが，2 cm を超えてくると病的に腫大していると判断してよいだろう．

3．病理検査

　リンパ腫診断に皮膚生検は必須である．当院では基本的に紡錘型に切除し，縦横に 4 分割したものの 1 つを HE 検査に提出し，残りの 3 つは −80℃ で凍結保存するようにしている．これは後に述べる遺伝子再構成検査や免疫染色のための予備検体となる．

　最も頻度の高い菌状息肉症の場合，早期病変で

診断の鍵となるのはリンパ球の表皮向性である．リンパ球が孤立性，あるいは小集団を形成して表皮内へ浸潤するものの，周囲に海綿状態や液状変性などの変化を伴わないのが特徴である．基底層にハローを伴うリンパ球が並んだり，表皮内にリンパ球の小集団からなる Pautrier 微小膿瘍を形成したりする．表皮内に浸潤するリンパ球は CD4 優位であり，この点が液状変性を起こして表皮内にリンパ球浸潤をきたす薬疹や GVHD，エリテマトーデスをはじめとした膠原病との重要な鑑別点となる．核異型は早期では明確ではないが，扁平浸潤期では真皮上層に帯状にリンパ球浸潤を認めるようになり，大型の核やくびれた核などが目立ち始める．さらに進行して腫瘤期になると真皮深層から脂肪織にかけてびまん性に腫瘍細胞が浸潤し，しばしば大細胞転化を伴う．この段階では診断に苦慮することはあまりない．

　CD30 陽性の大型で核異型の強い細胞がシート状に浸潤する未分化大細胞リンパ腫，CD20，CD79a 陽性の大型細胞がびまん性に浸潤するびまん性大細胞型 B リンパ腫，下肢型なども診断が

表 1. 代表的な皮膚リンパ腫の細胞表面マーカー

疾　患	免疫染色
T 細胞および NK 細胞リンパ腫	
菌状息肉症	CD3 陽性，CD4＞CD8，CD5 陽性，CD45RO 陽性，CD30 大細胞転化では時に陽性
セザリー症候群	CD3 陽性，CD4＞CD8，CD7 陰性～弱陽性，CD25 陰性
原発性皮膚 CD30 陽性リンパ増殖症	CD3 陰性～弱陽性，CD30 陽性，CD45 陽性，EMA 陰性，CD15 陰性，ALK 陰性
成人 T 細胞白血病/リンパ腫	CD3 陽性，CD4＞CD8，CD7 陰性，CD25 陽性，HTLV-1 の取り込みあり
皮下脂肪組織炎様 T 細胞リンパ腫	CD2 陽性，CD3 陽性，CD8 陽性，TCR$\alpha\beta$ 陽性，TIA-1 陽性
節外性 NK/T 細胞リンパ腫，鼻型	CD2 陽性，CD3 陰性（時に陽性），CD4 陰性，CD8 陰性，CD56 陽性，EBER 陽性，TIA-1 陽性，Granzyme B 陽性
原発性皮膚 $\gamma\delta$T 細胞リンパ腫	CD3 陽性，CD4 陰性，CD8 陰性，TCR$\gamma\delta$ 陽性，TIA-1 陽性，Granzyme B 陽性
原発性皮膚 CD8 陽性急速進行性表皮向性細胞傷害性 T 細胞リンパ腫	CD3 陽性，CD4 陰性，CD5 陰性，CD7 陽性，CD8 陽性，CD45RA 陽性，TCR$\alpha\beta$ 陽性，TIA-1 陽性
原発性皮膚 CD4 陽性小・中細胞型 T 細胞リンパ腫	CD3 陽性，CD4 陽性，CD8 陰性，CD25 陰性，CD30 陰性
B 細胞リンパ腫	
原発性皮膚辺縁帯 B 細胞リンパ腫（MALT リンパ腫）	CD20 陽性，bcl-2 陽性，bcl-6 陰性，CD10 陰性，MUM-1 陰性
原発性皮膚濾胞中心リンパ腫	CD20 陽性，bcl-2 陰性～弱陽性，bcl-6 陽性，CD10 陽性，MUM-1 陰性
原発性皮膚びまん性大細胞型 B 細胞リンパ腫，下肢型	CD20 陽性，bcl-2 陽性，bcl-6 陽性，CD10 陰性，MUM-1 陽性

HTLV-1 : human T-cell leukemia virus type 1, EBER : Epstein-Barr virus-encoded small nuclear RNA

つけやすい．それ以外のリンパ腫は，後述の免疫染色所見を参考に診断を決定する．T 細胞リンパ腫の場合は T 細胞受容体（T-cell receptor；TCR）遺伝子再構成，B 細胞リンパ腫の場合は免疫グロブリン（immunoglobulin；Ig）遺伝子再構成，成人 T 細胞白血病/リンパ腫では human T-cell leukemia virus type 1（HTLV-1）の取り込みなども診断の参考になる．

4．免疫染色

T 細胞リンパ腫では CD3，B 細胞リンパ腫では CD20，CD79a が陽性になる．CD4 はヘルパー T 細胞が発現するが，制御性 T 細胞や形質細胞様樹状細胞も発現する．CD8 は細胞傷害性 T 細胞が発現するが，NK 細胞や $\gamma\delta$T 細胞なども発現する．炎症性疾患では CD4 と CD8 がともに浸潤することが多いので，どちらかの細胞に偏っていればリンパ腫を疑う根拠になる．また T 細胞が通常発現している CD5，CD7 の発現が T 細胞リンパ腫ではしばしば落ちている．CD25，CD30，CD56 が陽性であればそれぞれ成人 T 細胞白血病/リンパ

腫，CD30 陽性リンパ増殖症，NK/T 細胞リンパ腫や芽球性形質細胞様樹状細胞腫瘍の可能性を考える．Ig の κ 鎖と λ 鎖の比は正常では約 2：1 なので，これを逸脱していれば B 細胞が腫瘍性に増殖している可能性が高くなる．代表的な皮膚リンパ腫の免疫染色パターンを表 1 にまとめたので参考にしていただきたい．ほとんどの免疫染色はパラフィン検体を用いて施行することができるが，TCR$\gamma\delta$ の染色には凍結検体が必要である（図 2）．

5．遺伝子再構成検査

リンパ球は分化の途中で TCR 遺伝子，または Ig 遺伝子の再構成を行うことで抗原認識の多様性を獲得している．ヒトゲノムの中には TCRα，β，γ，δ 鎖および Ig heavy chain（IgH），light chain である κ，λ 鎖の 7 つのレセプター遺伝子が存在する．良性疾患では浸潤するリンパ球レセプター遺伝子は多様な再構成を示すが，悪性リンパ腫ではリンパ球がモノクローナルに増殖していることから TCR/Ig の再構成パターンは 1 種類となる[2]．実臨床では TCR のうち Jγ 鎖と Cβ1 鎖が主

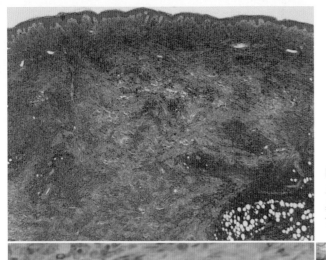

図 2.
原発性皮膚 $\gamma\delta$T 細胞リンパ腫の病理組織
真皮から脂肪織までの稠密な細胞浸潤がみられ,
T 細胞受容体 $\gamma\delta$ が陽性.

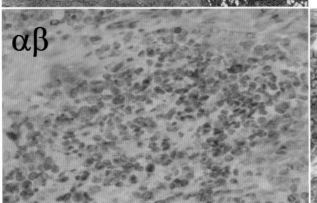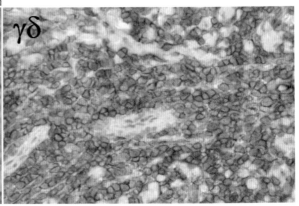

に検索される. Jγ 鎖は早期に再構成され, より感度が高いために我々の施設では TCRJγ 鎖を検索している. B 細胞リンパ腫では IgH の JH 領域の再構成を検索している. クローナリティーの有無の判定にはサザンブロッティング法と PCR 法があるが, 検体が少量でも検討可能である PCR 法のほうが感度が高いことから汎用されている. セザリー症候群では皮膚組織と末梢血で同一のバンドが陽性となることを確認する(図 3).

6. 採血検査

a) 血清中病勢マーカー

悪性リンパ腫は短期間のうちに病勢が悪化することがある. CT, PET などの画像検査は病変の広がりを把握する最も確実な方法であるが, 頻回に施行することは困難である. 病勢を反映する血清マーカーを知っておくことは, 適切なフォローアップのために重要である.

(1) 可溶性インターロイキン-2 受容体と乳酸脱水素酵素(LDH): 悪性リンパ腫の血清マーカーとして最も鋭敏なものは可溶性インターロイキン-2

受容体(sIL-2R)である. 病気が進行するとともに上昇することが報告されている[3]. 紅斑期や扁平浸潤期では正常範囲であることも多いが, 腫瘍期では通常高値となる. 血清中の sIL-2R 値は治療の効果判定のマーカーとしても有用である. 保険上, 月に 1 回の確認となる. LDH も病勢マーカーとして知られている[4]. Stage IIB 以上の菌状息肉症・セザリー症候群を対象とした literature review(n=1,394)では, 初診時に LDH の上昇が 51% の患者でみられた. 生存期間の中央値は LDH 正常群では 78.8 か月であるのに対し, 上昇群では 44.7 か月と有意に短縮しており, LDH 高値は予後不良因子であった[4].

(2) ケモカイン: Thymus and activation-regulated chemokine(TARC)は樹状細胞や内皮細胞, 線維芽細胞などが発現するケモカインである. その受容体は CCR4 であり, CCR4 は主に Th2 細胞が発現している. 血清 TARC 濃度は菌状息肉症・セザリー症候群の病勢を反映しており, LDH や sIL-2R と相関する[3].

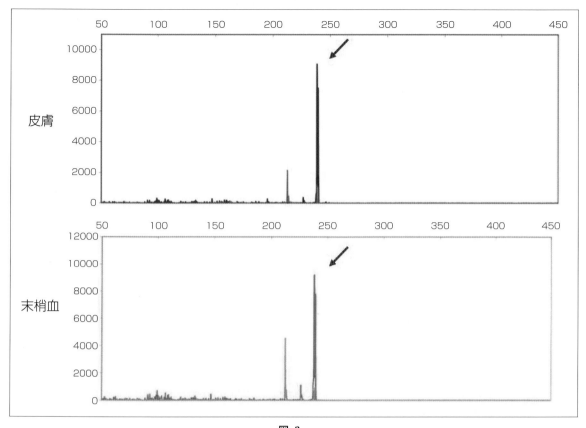

図 3.
セザリー症候群では，皮膚と末梢血で同一バンドの遺伝子再構成を認める．

b）ウイルス抗体

成人 T 細胞白血病・リンパ腫は HTLV-1 キャリアに生じる．また，皮膚リンパ腫の一部のサブセットは Epstein-Barr virus（EBV）の関与がいわれている．これらのリンパ腫を見逃さないために，リンパ腫を疑う症例では HTLV-1 と EBV の抗体の有無を確認することが望ましい．

7．末梢血および組織のフローサイトメトリー

a）セザリー症候群

紅皮症，末梢血中の腫瘍細胞，リンパ節腫脹を特徴とする原発性皮膚 T 細胞リンパ腫である．血液病変の B2 基準は原則的に目視法で末梢血中に 1,000 個/μL 以上の腫瘍細胞を認めることであるが，フローサイトメトリーによる基準も定義されている（表2）．一般的には CD4/8 比の偏り（10 以上）が使用され，CD7 の発現も低下していることがほとんどである（図4）．また，病期決定には関与しないが，骨髄生検により骨髄浸潤の有無を確認する．

表 2. 菌状息肉症・セザリー症候群のフローサイトメトリーによる B2 基準（文献 7 より引用）

- CD4/8 比：10 以上
- CD4$^+$CD7$^-$細胞の割合：リンパ球全体の 40%以上
- CD4$^+$CD26$^-$細胞の割合：リンパ球全体の 30%以上
上記のいずれかに加え，皮膚と同じクローンが末梢血中にあることを証明する

b）成人 T 細胞白血病/リンパ腫

成人 T 細胞白血病/リンパ腫は HTLV-1 を原因ウイルスとして様々な臓器に発症する T 細胞リンパ腫である．末梢血中の腫瘍細胞の典型的な形質は CD4，CD25 陽性であり，フローサイトメトリーにて確認することができる．最終的なモノクローナリティの有無の判定には HTLV-1 の取り込みを確認する必要がある．

c）$\gamma\delta$T 細胞リンパ腫

TCR$\alpha\beta$，$\gamma\delta$ の染色を行っている病理部は少なく，特にパラフィン切片による TCR$\gamma\delta$ の染色は困難なため，生検体を用いたフローサイトメトリーもしくは凍結皮膚検体を用いた免疫染色が望

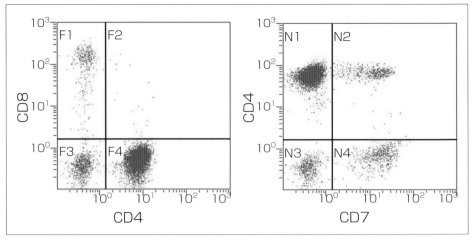

図 4. セザリー症候群の末梢血のフローサイトメトリー
CD4/8 比が 19. CD4 陽性 CD7 陰性細胞の割合が 92%

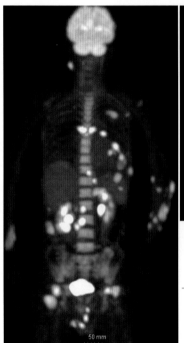

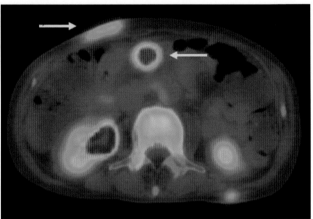

図 5.
FDG/PET 検査画像
全身の皮膚, リンパ節, 腸管に異常集積を認めた例

ましい. 表皮, 真皮血管周囲から皮下脂肪織まで広範囲に腫瘍細胞が浸潤し, CD4, CD8 がともに陰性の症例では γδT 細胞リンパ腫の可能性が高い. TCRαβ 陽性の皮膚リンパ腫と比べて極めて予後が悪いことが報告されており, 診断を確定することが重要である.

8. 病期の決定のための全身検査

診断が確定した後は, 病期分類のための精査を行う. 紅斑, 局面の面積, 分布, 腫瘤の有無など皮膚病変による T 分類, 異常リンパ節の生検組織所見, クローンの有無による N 分類, 内臓病変の有無による M 分類, 末梢血液中の腫瘍細胞による B 分類を組み合わせて病期を決定する. 病期決定は治療法の選択や予後予測に重要である. 菌状息肉症・セザリー症候群とそれ以外の原発性皮膚リンパ腫で用いる分類が異なるので注意する[5)6)].

画像検査としては頸部リンパ節から鼠径リンパ節を含むように造影 CT 検査を行う. 通常, 早期の皮膚リンパ腫では皮膚病変以外を認めない. 造影 CT 検査でリンパ節腫大が指摘された場合は FDG-PET も行い, リンパ節での取り込みを確認する(図 5). SUV max が高く, リンパ節浸潤が強く疑われる場合は N 分類決定のためにリンパ節

生検を行うことが望ましい．PET検査で骨髄浸潤が疑われる場合には血液内科に依頼して骨髄生検も施行する．消化管病変はCTやPETよりも内視鏡検査のほうが感度が高いが，こちらも通常，早期では異常を認めない．同様に中枢神経浸潤も早期ではほぼ認めないため，頭部MRI検査を発症初期に行う意義は高くないといえる．

　フォローアップ中にどのくらいの頻度でCTやPETの画像検査を行うかという点に関してだが，リンパ腫は1か月でも急速に悪化することがあり，決まった間隔はないと考えている．紅斑期や扁平浸潤期では皮疹を目で見て確認し，採血で病勢マーカーを確認して上昇がなければ定期的な画像検査は必要ないだろう．腫瘍期では年1回程度，CTないしPET検査を施行することが望ましい．病状が増悪した時や治療効果判定の際に適宜，画像精査を追加する．

おわりに

　本稿では皮膚リンパ腫の検査の進め方について解説した．詳細な分類や免疫染色などを覚える必要はないが，大まかな検査の流れを理解していただけたら幸いである．進行期例では血液内科がメインに治療方針を決定することもあるが，早期例では皮膚科単独で診療に当たる．皮膚リンパ腫を理解し，リンパ腫患者に寄り添った医療を提供していただきたいと思う．

文　献

1）日本皮膚科学会・日本皮膚悪性腫瘍学会(編)：科学的根拠に基づく皮膚悪性腫瘍診療ガイドラインⅡ：皮膚リンパ腫(第1版)，金原出版，別添資料，2010.
2）野村憲一：染色体・遺伝子検査．日内会誌，**97**：1561-1567，2008.
3）Kakinuma T, Sugaya M, Nakamura K, et al：Thymus and activation-regulated chemokine (TARC/CCL17) in mycosis fungoides：serum TARC levels reflect the disease activity of mycosis fungoides. *J Am Acad Dermatol*, **48**：23-30, 2003.
4）Scarisbrick JJ, Prince HM, Vermeer MH, et al：Cutaneous Lymphoma International Consortium Study of Outcome in Advanced Stages of Mycosis Fungoides and Sézary Syndrome：Effect of Specific Prognostic Markers on Survival and Development of a Prognostic Model. *J Clin Oncol*, **33**：3766-3773, 2015.
5）Olsen E, Vonderheid E, Pimpinelli N, et al：Revisions to the staging and classification of mycosis fungoides and Sézary syndrome：a proposal of the International Society for Cutaneous Lymphomas(ISCL)and the cutaneous lymphoma task force of the European Organization of Research and Treatment of Cancer(EORTC). *Blood*, **110**：1713-1722, 2007.
6）Kim YH, Willemze R, Pimpinelli N, et al：TNM classification system for primary cutaneous lymphomas other than mycosis fungoides and Sézary syndrome：a proposal of the International Society for Cutaneous Lymphomas(ISCL)and the Cutaneous Lymphoma Task Force of the European Organization of Research and Treatment of Cancer(EORTC). *Blood*, **110**：479-484, 2007.
7）Vonderheid EC, Bernengo MG, Burg G, et al：Update on erythrodermic cutaneous T-cell lymphoma：report of the International Society for Cutaneous Lymphomas. *J Am Acad Dermatol*, **46**：95-106, 2002.

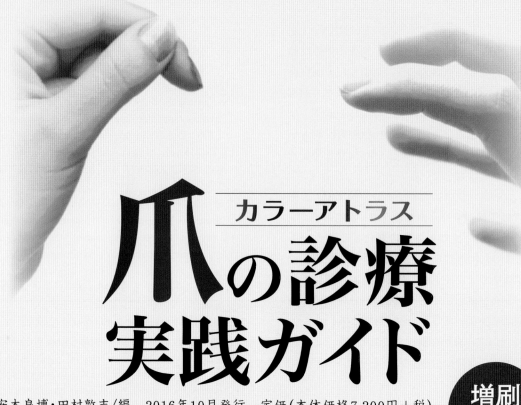

カラーアトラス 爪の診療実践ガイド

安木良博・田村敦志/編　2016年10月発行　定価（本体価格7,200円＋税）

エキスパートが多数の臨床写真とともに各論形式で詳述。
爪診療に携わるすべての方にご一読いただきたい充実の内容となっております！

増刷
御礼

爪の基礎的な特徴から、種々の爪疾患の治療法までまとめた実践書！

（株）全日本病院出版会

〒 113-0033　東京都文京区本郷 3-16-4
TEL：03-5689-5989　FAX：03-5689-8030
www.zenniti.com

MB Derma, **291**：39-43, 2020.

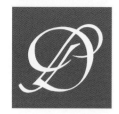

◆特集／いま学びたい 皮膚リンパ腫の診断と治療

早期菌状息肉症の治療戦略

清原英司*

Key words：皮膚 T 細胞リンパ腫(cutaneous T-cell lymphoma)，菌状息肉症(mycosis fungoides)，紫外線療法(ultraviolet therapy)，ベキサロテン(bexarotene)，インターフェロンγ(interferon-γ)

Abstract 菌状息肉症の治療は早期と進行期で治療内容と通院頻度において大きく異なる．ステロイド外用と紫外線治療が大きな柱であり，PUVA やナローバンド UVB に加えて 308 nm エキシマランプも登場している．新規内服薬として保険適用のないエトレチナートの代わりに，レチノイドとして保険が認められたベキサロテンが登場した．また，点滴治療ではあるが，従前から使用されているインターフェロンγも効果が高い．部位によって放射線治療などを組み合わせることで化学療法への移行を遅らせることも可能である．治療を開始する際に長期的に経過をみていく病気であることを患者に説明，理解してもらうことが早期菌状息肉症で重要なポイントである．加えて長期使用による副作用マネジメントに関しても留意が必要であり，鑑別疾患であるアトピー性皮膚炎や乾癬などの経過中に難治と考えれば，皮膚リンパ腫の可能性も念頭に置くべきである．

はじめに

菌状息肉症は病期分類において予後予測が大きく変わるため，正確な評価が求められる．特に早期と進行期に分けて考えることで治療方針や受診頻度などが異なってくる．予後に関しても早期であれば 5 年生存率は 78～94％であるが[1]，進行期だと 18～47％と大きな差が出るため，正確な病期分類は重要である．実際多くの臨床現場では早期の段階で診療を開始することが多く，進行期とは異なる受診間隔と予後のため，患者説明に注意が必要である．ここではその早期菌状息肉症の患者説明や治療，長期フォローのコツについて述べる．

早期に診断するには

初診患者の多くはステロイド外用するも難治，もしくは再発する表面粗糙な紅斑や褐色斑を主訴に受診することが多い．生検にて診断したのち病

* Eiji KIYOHARA，〒565-0871 吹田市山田丘 2-2 大阪大学医学部皮膚科学教室，助教

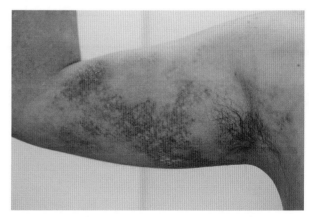

図 1．上腕にポイキロデルマを呈した菌状息肉症

期を決定するが，一般的に早期菌状息肉症は stage ⅠA，ⅠB，ⅡA までを指す．よって臨床所見は斑状もしくは局面の状態を意味する．ただし菌状息肉症の臨床は多岐にわたり，ポイキロデルマ(図1)，紫斑，毛向一致性丘疹など，異なる所見で受診することがあるため注意が必要である．皮疹の範囲は体表面積の 80％を超えると stage Ⅲ

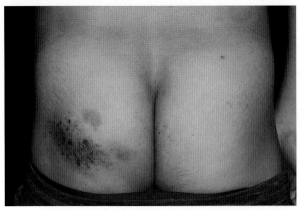

図 2. 臀部の皮疹が主体の菌状息肉症

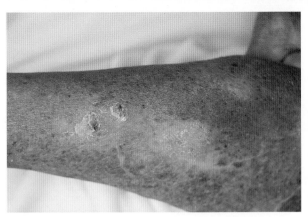

図 3. 乾癬としてフォローされていた菌状息肉症

以上になるため，皮疹の分布も重要である．特に臀部は紫外線が当たりにくいためか，臀部を中心に紅斑，局面がみられることも多い（図2）．よって必ず下着をずらして観察する必要がある．

ⅡB以降が進行期とみなされるが，ⅡAとⅡBの差は腫瘤形成の有無にある．ⅡBになると生存率が47％と大きく落ちるため，紅斑期と局面期でいかに長く維持できるかが早期菌状息肉症の治療ポイントになる．

身体所見として，頸部から鼠径部にかけて触診によるリンパ節腫大のチェックを行う．CT撮影に関してはT1N0M0B0であれば，必須ではない．菌状息肉症は他疾患との鑑別が重要であり，乾癬，アトピー性皮膚炎，毛孔性糠糠性苔癬，紅皮症，真菌症などは外観のみでは鑑別困難なケースがある．アトピー性皮膚炎は経過が長く，治療途中で菌状息肉症が出現した病歴のケースをしばしば経験する．皮膚リンパ腫の発生にシクロスポリンの使用が誘因であったとする報告もある[2]．特に乾癬に関しては，外観では乾癬に矛盾がなくとも，生検にて一度は確認をすべきと考える（図3）．

進展スピードと患者説明

基本的に菌状息肉症はindolentな疾患であり，長期生存が望める疾患である．実際，stageⅠAだと10年間の病状進行率は12％しかない[1]．よって患者説明の際は血液系の悪性腫瘍であることを強調しすぎると，患者に過剰な不安を与えることになりかねないため，注意が必要である．実際には，

①リンパ腫といってもリンパ節ではなく，皮膚に集まる性質であること，②進行が遅いため，すぐに命をとられる病気ではないこと，③治療は外用と紫外線療法を中心に通院で十分対応できること，④長く付き合っていく病気であること，以上を説明している．

治療について

早期菌状息肉症の治療として主となるものはステロイド外用と紫外線療法である．また，ドライスキンの放置は病変部で炎症細胞の誘導を惹起するため，エビデンスはないが異型リンパ球が誘導されないように一般的な保湿の指導もしている．

1．ステロイド外用

ステロイド外用で主に使用するランクはstrongからstrongestまでの3群である．紅斑が強く残るときはvery strongで治療を開始，数か月経過をみることが多い．その後退色，ないし色素沈着になればstrongにランクダウンして再燃の有無をチェックしている．悪性腫瘍であることから顔面であってもvery strong，strongを使用することも多い．広範囲にわたる皮疹であれば，ヘパリン類似物質軟膏との1：1混合軟膏を使用するとコンプライアンスは上昇する．この際，長期的に漫然と使用することによる皮膚萎縮や菲薄化は，患者によっては後述するエトレチナート内服による菲薄化と合わさることで容易に皮下出血を引き起こし，QOLの低下を招くため注意が必要である．紅斑の再燃がなければステロイドを間欠的

に使用し，保湿剤のみで長期的に再燃なく経過観察できる症例も多い．

2．紫外線療法

紫外線療法はステロイド外用と同様に治療の中心となる．従来から使用されている PUVA，ナローバンド UVB に加えて最近では 308 nm エキシマランプも使用されている．PUVA に関してはエビデンスが最も多く，菌状息肉症に関しては早期から使用することで効果が期待できる．紫外線治療は局所型と全身型（半身型）に分かれる．局所型に関して従来は外用 PUVA が使用されていたが，遮光の手間がないナローバンド UVB やエキシマランプに移行しているケースが多いと思われる．使用部位として有用な場所は，顔面や手足末端部の局面や紅斑である．外用効果の乏しい，角化を伴った足縁にも有効である．一方，全身型（半身型）に関して内服 PUVA，PUVA バスの効果は高いことが知られているが，近年ナローバンド UVB でも全身照射型が増えており，照射時間も短いことからナローバンド UVB の使用が増えている．よって毛包向性菌状息肉症などやや深部に病変があるタイプでなければ，手間を考えて初回からナローバンド UVB もしくはエキシマライトを照射するケースが多い．治療効果は病期ⅠA〜ⅡA だと，CR 率はナローバンド UVB で 68％，PUVA で 62％であり，無再発期間も有意差がなかった[3]．よって各施設で使用可能な機器に合わせて治療を行う．

紫外線照射に関して早期菌状息肉症特有の注意点は特にないが，スキンタイプを考えて低線量から病変部を含む周囲に最低限照射するようにしている．大きさや個数によっては局所型で対応可能だが，体幹や四肢に分散していれば全身型で顔以外の全身に照射を行う．紅斑の色調や局面の浸潤が強い症例であれば外来で週に一度の頻度は必要と考える．症例によってはナローバンド UVB で 1,000 mJ まで増量することがあり，burn に注意が必要である．効果がある程度認められれば，減量もしくは 2 週に一度に減らしていく．CR 後の

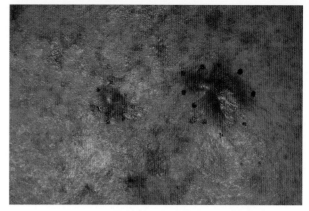

図 4．10 年間のナローバンド UVB 照射後，前胸部に出現した有棘細胞癌

維持療法として月に一度や 2〜3 か月に一度の照射が再発予防に有効な症例も経験するが，実際に再発予防に有用であるかはまだ不明である．長年照射を行い，通院した患者のなかには長期有害事象として有棘細胞癌を発症した症例があるため（図 4），患者説明と注意が必要である．若年者に関しては，経過が良ければ長期照射を見越して線量と頻度の再検討を怠らないようにしたい．

3．エトレチナート

上記ステロイド外用と紫外線療法に抵抗性の紅斑や局面に関しては内服治療が必要となる．保険適用ではないが，レチノイド製剤として以前から菌状息肉症に使用されているのがエトレチナートである[4]．乾癬治療で馴染みがあり，副作用や留意点は変わらない．初期投与量は医師によって異なるが，筆者は 25 mg ないし 30 mg で開始するケースが多い．再燃があっても浸潤なく，軽度の色素沈着まで治療することができれば減量を検討している．

4．ベキサロテンとインターフェロンγ

近年，同じレチノイド製剤でベキサロテン内服が保険適用となった．治療効果としてのエトレチナートとの比較論文はない．同様に使用される治療として投与経路は点滴ではあるが，インターフェロンγも検討すべき治療である．これは以前から biological response modifier（BRM）療法と呼ばれており，保険適用がある．治験は 5 日間連日投与が行われているが，退院後は 1，2 週間に一度の点滴を継続することが多い．どちらの治療を選

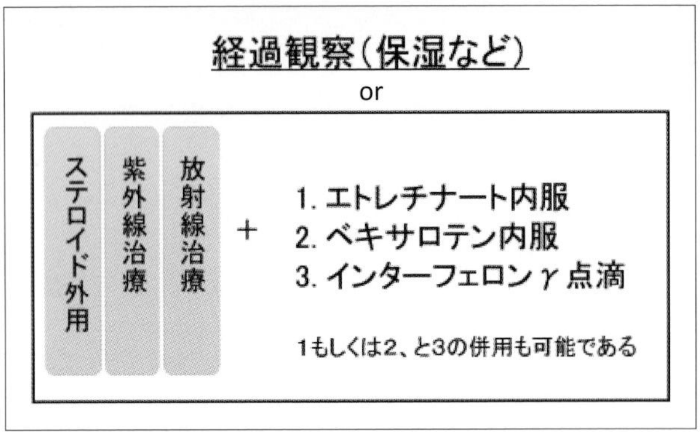

図 5. 早期菌状息肉症の治療選択肢

択すべきかに関して，現在直接比較したランダム化試験や前向きコホート試験は存在しない．しかし，それぞれの単独使用治験論文から早期菌状息肉症患者の成績を抽出した．その結果，早期菌状息肉症に対しての奏効率はベキサロテンで53.6％（15/28 人）と 62.5％（5/8 人），インターフェロンγで 90.0％（9/10 人）と 63.0％（17/27 人）であり，インターフェロンγで同等以上の結果であった[5)～8)]．奏効前期間だとベキサロテンの日本人治験では 300 mg/m^{2}で 58 日，もう一つの論文では 300 mg/m^{2}群で奏効前期間 8.1 週であった．インターフェロンγでは評価できた 11 人で中間値が 29 日，筋肉内投与の論文では全体で平均値 32.0 日であった．それぞれ advance 群を含んでいるが，奏効前期間はベキサロテン群で約 2 か月に対しインターフェロンγで約 1 か月と，インターフェロンγで奏効前期間が短い傾向があった．ベキサロテンの注意点としては副作用として甲状腺機能低下と高脂血症がほぼ必発であるため初回投与後 1，2 週間ごとに free T4 やコレステロール，中性脂肪のチェックが必要である．インターフェロンγに関してはインフルエンザ様の発熱や倦怠感が必発である．よって初回入院時に投与前に解熱剤を投与し，点滴後も発熱のタイミングを観察して再度の解熱剤投与を行っている．以上のようにベキサロテンとインターフェロンγは投与経路も副作用管理も異なるため，患者のマネジメントが行いやすい方法をそれぞれの施設で検討が必要である．

5．ステロイド内服

ステロイド内服は一時的に効果を認めるが，腫瘍抑制効果は早期に失われるため治療として投与すべきではない．しかし，菌状息肉症は好酸球増多を伴うことがあり，強い痒みで掻破を繰り返すことで皮膚が感染源となる可能性がある．よってQOL の改善も込めて痒みを抑えるために，筆者は瘙痒の強い好酸球増多の症例に対して PSL 5 mg 程度を投与することがある．

6．放射線治療

局所の難治部については放射線治療も選択肢になる．特に四肢末梢部においてはよい選択肢になる．詳細は別稿にて述べられているが，病変の深さによって表層を重点的に照射できる電子線と深部まで到達する X 線を使い分ける．電子線において 20 Gy 以上の従来線量とは別に，8～12 Gy の低線量治療でも 80％以上の高い奏効率を示す[9)10)]．再発例が多い菌状息肉症において繰り返しの照射ができるため，局所の難治部位はよい適応となる．

受診頻度は

通院頻度に関しては，初診から数か月～半年は毎月の受診にて病勢の進行度と，ステロイド外用や紫外線の効果を評価するとよい．多くの患者がその後 2，3 か月おきの受診，なかには半年ごとの受診で経過観察となる．しかし，局面のある症例に関しては腫瘍形成に注意が必要であるため，筆者は長くても 2 か月おきには診察をしている．患者にはすぐに治る病気ではないため，長期通院の必要性を説明する．前述したように，若年者で浸潤の強い局面が広範囲にわたる症例では，場合によって長期の紫外線治療の影響も考慮しなくてはならない．特に進行期になった場合は種々の抗がん剤の利用により，多剤化学療法への耐性ができるリスクがあり，骨髄移植の成功率を下げる要因となり得る．よって骨髄移植の時期をどう考えるかも症例によって十分な検討が必要である．

おわりに

　以上，早期菌状息肉症に対する考え方を取り上げた．菌状息肉症は早期の段階であればアトピー性皮膚炎，乾癬治療と似た部分があるため，コントロール自体は難しいわけではない．むしろ，早期菌状息肉症を疑い，正確に診断もしくは菌状息肉症の可能性を考えて注意深く経過観察する意識が大事である．近年，アトピー性皮膚炎や乾癬に対して生物学的製剤が多数使われており，誤診による悪化が危惧されるため，菌状息肉症に対する知識と対応は今後も全ての皮膚科医に求められる．

文　献

1) Agar NS, Wedgeworth E, Crichton S, et al : Survival outcomes and prognostic factors in mycosis fungoides/Sézary syndrome : validation of the revised International Society for Cutaneous Lymphomas/European Organisation for Research and Treatment of Cancer staging proposal. *J Clin Oncol*, **28** : 4730-4739, 2010.

2) 飯島茂子，長山礼三，永江美香子ほか：重症アトピー性皮膚炎に対するシクロスポリン内服中に発症した CD30 陽性未分化大細胞型リンパ腫の1例．皮膚臨床，**51**(6)：825-830，2009.

3) Ponte P, Serrão V, Apetato M : Efficacy of narrowband UVB vs. PUVA in patients with early-stage mycosis fungoides. *J Eur Acad Dermatol Venereol*, **24**(6)：716-721, 2010.

4) Claudy AL, Rouchouse B, Boucheron S, et al : Treatment of cutaneous lymphoma with etretinate. *Br J Dermatol*, **109**(1)：49-56, 1983.

5) Duvic M, Martin AG, Kim Y, et al : Phase 2 and 3 clinical trial of oral bexarotene(Targretin capsules)for the treatment of refractory or persistent early-stage cutaneous T-cell lymphoma. *Arch Dermatol*, **137**：581-593, 2001.

6) Hamada T, Sugaya M, Tokura Y, et al : Phase I / II study of the oral retinoid X receptor agonist bexarotene in Japanese patients with cutaneous T-cell lymphomas. *J Dermatol*, **44**：135-142, 2017.

7) Sugaya M, Tokura Y, Hamada T, et al : Phase II study of i. v. interferon-gamma in Japanese patients with mycosis fungoides. *J Dermatol*, **41**：50-56, 2014.

8) 石原和之：菌状息肉症に対する OH-6000 後期臨床第2相試験．*Skin Cancer*, **8**：352-367, 1993.

9) Hoppe RT, Harrison C, Tavallaee M, et al : Low-dose total skin electron beam therapy as an effective modality to reduce disease burden in patients with mycosis fungoides : results of a pooled analysis from 3 phase-II clinical trials. *J Am Acad Dermatol*, **72**：286-292, 2015.

10) Neelis KJ, Schimmel EC, Vermeer MH, et al : Low-dose palliative radiotherapy for cutaneous B- and T-cell lymphomas. *Int J Radiat Oncol Biol Phys*, **74**：154-158, 2009.

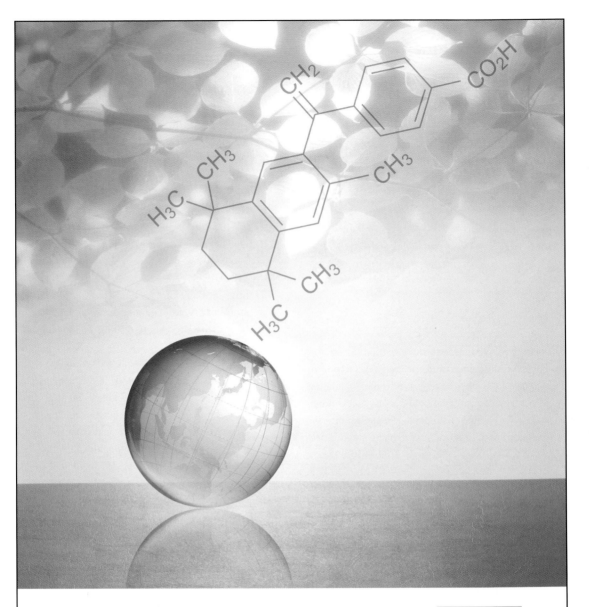

抗悪性腫瘍剤　劇薬、処方箋医薬品 注)

薬価基準収載

タルグレチン® カプセル75mg

Targretin® capsules 75mg　ベキサロテンカプセル

注)注意−医師等の処方箋により使用すること

＊効能・効果、用法・用量、警告・禁忌を含む使用上の注意等については、製品添付文書をご参照ください。

[製造販売元] U/T　株式会社 ミノファーゲン製薬

文献請求・製品情報お問い合わせ先：東京都新宿区西新宿3-2-11
TEL 03-5909-2322（くすり相談窓口）

2016年4月作成
16A012_AB5

MB Derma, 291：45-53，2020.

◆特集／いま学びたい 皮膚リンパ腫の診断と治療

進行期菌状息肉症の治療戦略

宮垣朝光*

Key words：進行期菌状息肉症(advanced mycosis fungoides)，インターフェロンγ(interferon-γ)，ベキサロテン(bexarotene)，モガムリズマブ(mogamulizumab)，放射線照射(radiation therapy)，造血幹細胞移植(hematopoietic stem cell transplantation)

Abstract 近年，進行期の菌状息肉症を対象とした治療薬の開発・治験が進んでおり，本邦においても，一昔前と比較して，治療の選択肢がかなり増えている．それにもかかわらず，造血幹細胞移植を除くと，長期寛解を達成できる治療薬は，現在のところ見当たらない．そのため数ある選択肢の中から，どれをどのような順番で使用するのか，あるいはどれとどれを組み合わせれば良いかなど，様々な臨床的課題が生じている．希少疾患であり，明確なエビデンスはないがゆえに，現状そのような課題に答えを見いだすうえで重要となることは，各治療法の特性を理解することと，患者背景を把握することと思われる．本稿では，進行期菌状息肉症に対する治療戦略に関して，筆者の現在の所感を述べ，比較的初期に使用されることの多い治療薬の特性についてまとめることとする．

はじめに

菌状息肉症は，皮膚T細胞リンパ腫の代表的な疾患であり，本邦では約半数を占めている[1]．皮膚T細胞リンパ腫のなかでは比較的頻度の高い疾患であり，類縁疾患であるセザリー症候群と合わせた大規模な予後解析が多数報告されている[2]~[5]．現在の病期分類が提唱された，2007年以降に報告された5年生存率の記載のある大規模解析の結果を表1にまとめる．この結果からも見て取れるように，一般的には，皮膚に腫瘤を形成するstageⅡB以降の患者から5年程度の短期予後が不良となり，進行期と呼ばれる．そのなかでも，リンパ節構造を置換するリンパ節浸潤，あるいは皮膚外臓器浸潤を伴うstageⅣA2，ⅣBの患者の5年生存率は40%以下と特に予後が悪い．このような進行期の菌状息肉症に対する治療選択肢は多

数あるものの，造血幹細胞移植を除くほとんどの治療は長期寛解を維持することはできず，治療に難渋することが多い．本稿では，進行期菌状息肉症の治療戦略について解説し，その治療戦略に基づき，比較的初期に選択される治療法について概説する．

進行期菌状息肉症の治療戦略の概念

菌状息肉症は，一般的には低悪性度リンパ腫に含まれる予後良好な疾患であり，前述のように進行期の5年生存率は決して高くないものの，月単位で進行していく中悪性度リンパ腫を思わせるような症例は限られている．故に，早期菌状息肉症から徐々に進行期に移行した症例のみならず，進行期で診断のついた初診例であっても，初手から多剤併用化学療法などの副作用の強い治療は行わないのが一般的である．また，早期から進行期の菌状息肉症を対象に，紫外線照射療法+単剤化学療法と全身皮膚電子線照射+多剤併用化学療法を比較した無作為比較試験では，いずれの病期にお

* Tomomitsu MIYAGAKI，〒216-8511 川崎市宮前区菅生2-16-1 聖マリアンナ医科大学皮膚科，准教授

表1. 菌状息肉症の5年生存率

文献番号	症例数	5年生存率(%)								
		ⅠA	ⅠB	ⅡA	ⅡB	ⅢA	ⅢB	ⅣA1	ⅣA2	ⅣB
2	1,502	94	84	78	47	47	40	37	18	18
4	1,422	97	91	79	69	記載なし		24		
5	1,394	含まれていない			57	60	56	48	33	39

いても，生存期間に差はみられておらず[6]，その結果を裏づけるように多剤併用化学療法の効果は一時的であり，比較的早期から再発がみられることも報告されており[7]，効果の面からも多剤併用化学療法は推奨されない．

では，どのように進行期菌状息肉症に対峙すれば良いのであろうか．以前は海外では使用できるが本邦では使用できない治療が多く，選択肢は限られていたが，現在では本邦でも進行期菌状息肉症に使用可能な薬剤は多数ある．しかし，そのほとんどは効果が限定的であり，長期寛解は望めない．そのため進行期菌状息肉症に対しては，使用可能な様々な治療薬を順番に使用し，治療抵抗性になったら次の治療に移行する，あるいは追加するといったように，切り札を切っていくような戦略を用いる．この際，治療法を選択するうえで重要なポイントは，効果はもちろんのこと，患者のQOLをいかに高く保てるかである．つまり，効果がどれほど高くても，副作用が強く患者のQOLを低下させる治療法は優先順位が低くなる．また多くの患者は，入院が必要な静注薬よりも経口薬を好むし，高価な薬剤よりも安価な薬剤を望む傾向にある．通院頻度も患者のQOLに大きく影響するため，少ないに越したことはない．画一的に治療薬の選択順を決めることはできず，個々の患者において，疾患の進行速度，年齢，妊娠希望の有無，患者の経済的・社会的背景，価値観，死生観などを考慮し，治療薬を選択していく必要がある．また，進行期菌状息肉症に対して唯一，長期寛解が期待できる治療法として造血幹細胞移植があるが，約半数の症例が1年以内に，再発，移植片対宿主病(GVHD)，感染症などで亡くなっており[8]，死に至らない症例でも，長期的にQOLが低下する症例も多く，やみくもに勧められる治療ではなく，どのような患者にどのタイミングで行う

かは非常に注意深く検討する必要がある．少なくとも，45〜50歳を区切りとして成績が悪くなるとする報告が複数のグループからなされており[9〜11]，高齢者では積極的には推奨できない．

Skin-directed therapyの併用も重要である．紫外線照射療法は進行期菌状息肉症でしばしばみられる痒みに効果があるのみならず，全身性治療を行っていても紅斑や局面が新生する症例に追加することで，それらの新生を抑制できる場合もある．光線過敏症がなく，通院頻度が問題にならない場合，紫外線照射療法は併用したほうが良いと思われる．また，放射線照射療法も浸出や悪臭を伴う潰瘍性病変のコントロールに非常に有用で，比較的早急にそれらの症状を抑えることができる治療法である．局所照射および全皮膚照射があるが，病変の広がりにより選択される．特に局所照射は進行期菌状息肉症の治療戦略のうえで，非常に大きな地位を占めている．全身性治療を行っていて，おおむね症状は抑えられているが，少数の腫瘍や難治性浸潤局面が残存あるいは新生するような症例を経験することがあるが，使用できる全身性治療の数は限られており，安易に副作用の強い全身治療に移行するのではなく，局所放射線照射でそれらの病変を抑えつつ，経過をみていくという選択肢もあることを頭に入れておく必要がある．

以上，菌状息肉症の治療戦略について述べてきたが，その治療法は非常に多岐にわたり，また患者の背景によって選択肢は大きく変わってくるため，繰り返しになるが，画一的に治療法を決定することはできない．しかし，それでは書きっぱなしになってしまうので，筆者の進行期菌状息肉症に対する治療戦略の現在の所感を図1にまとめる．フォロデシン，プララトレキサート，ロミデプシンなどの2018年に適用となったばかりの新

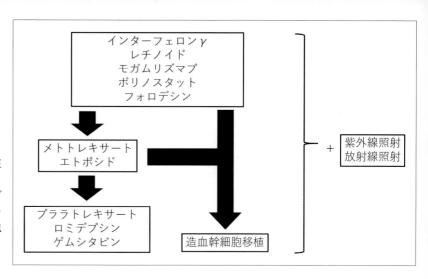

図1.
進行期菌状息肉症の治療戦略の現在の所感

病勢の進行に合わせて，下のカテゴリーへと治療を強化していく．40〜50歳以下の患者の場合，造血幹細胞移植の適応を検討する．

薬も含まれており，今後立ち位置が変わる可能性があることはご理解いただけたらと思う．もちろん，各カテゴリーの治療を網羅してから下のカテゴリーに移るのではなく，病勢の進行とともに移行していく．途中のカテゴリーをとばす必要のある症例もあると思われる．また，下のカテゴリーに移行した後も，安全性が担保される場合，上のカテゴリーの治療を併用することもある．実際に海外では，ベキサロテンとプララトレキサートの併用が，それぞれの単独療法よりも優れているといった報告もみられる[12]．造血幹細胞移植の適応となる症例では，骨髄抑制の強い化学療法や後述のモガムリズマブの使用に関しては，造血幹細胞移植のタイミングを含めて，よく検討してから使用する．

進行期菌状息肉症における
全身治療の選択肢

Skin-directed therapy である紫外線照射療法，放射線照射療法，初期治療に抵抗性の症例に使用される単剤化学療法，多剤併用化学療法，造血幹細胞移植および新薬であるフォロデシン，プララトレキサート，ロミデプシンの詳細については別稿に委ねることとし，本項では，初期に選択されることの多い全身治療であるインターフェロンγ，レチノイド，モガムリズマブ，ボリノスタットにつき，その作用機序，使用方法，成績，注意点などについて述べる．

1．インターフェロンγ

インターフェロンγは，ウイルスなどの外来病原体や腫瘍などに反応して，様々な細胞から産生されるサイトカインであり，Th1 細胞の活性化による Th2 環境の是正，細胞傷害性 T 細胞や NK 細胞の活性化を介する抗腫瘍効果により，菌状息肉症に効果を発揮すると考えられている．

以前は，遺伝子組み換え型インターフェロンγ-1a 製剤（ビオガンマ®）と天然型インターフェロンγ-n1 製剤（オーガンマ®）が菌状息肉症に対して保険適用となっていたが，ともに販売中止となり，一時的にインターフェロンγ製剤が使用できない時期があった．その後 2014 年 5 月に，腎臓癌，慢性肉芽腫症に保険適用となっていた遺伝子組み換え型インターフェロンγ-1a 製剤（イムノマックス®）が菌状息肉症，セザリー症候群に対して適用拡大となり，再度使用が可能となった．1日 1 回 200 万国内標準単位を，週 5 回点滴静注する．効果が不十分な場合，400 万国内標準単位まで増量することができる．上記の投与方法で効果があっても，臨床の現場では週 5 回の点滴静注を継続することは難しく，外来では週 1 回で継続することが多い．

国内第Ⅱ相試験では，15 名の stageⅠA〜ⅢA の菌状息肉症患者に投与され，奏効率は stageⅠA〜ⅡA の早期菌状息肉症で 90％（9/10），stageⅡB で 25％（1/4），stageⅢA で 100％（1/1）であり，完全寛解例はなかった[13]．早期に対しては有効だ

が，進行期菌状息肉症に対する効果は限定的な可能性がある．主な副作用は，発熱，悪寒，全身倦怠感などのインフルエンザ様症状で，必要に応じて，アセトアミノフェンや NSAID を投与前に予防内服をする．それ以外に，白血球減少，間質性肺炎，うつなどの副作用があることが知られており，注意を要する．

以上のように，進行期の症例に対して十分な効果を発揮するケースは限られると思われるが，副作用は比較的コントロールしやすく，点滴薬である点を除くと，使用しやすい薬剤と思われる．

2．レチノイド

レチノイドは，ビタミン A とその類縁化合物の総称であり，レチノイン酸受容体（RARα，β，γ）およびレチノイド X 受容体（RXRα，β，γ）に結合し，形態形成制御作用，細胞増殖抑制作用を発揮する．ビタミン A と化学構造上類似していなくても，上記受容体に高い親和性を有する合成化合物もレチノイドと呼ばれることがある．本邦では，2016 年 1 月に皮膚 T 細胞リンパ腫に対して保険適用となったベキサロテンと，適用外使用であるが古典的に使用されてきたエトレチナートの 2 剤が菌状息肉症に使用されている．

a）ベキサロテン

ベキサロテンは，経口のレチノイド X 受容体選択的アゴニストである．$300 \ mg/m^2$ で連日内服を行う．

2000 年前後に行われた海外の多施設共同第 II／III 相試験では，早期菌状息肉症で 54％の奏効率，進行期菌状息肉症で 45％の奏効率を達成した[14)15)]．また近年，本邦で行われた第 I／II 相試験では，12 名の菌状息肉症患者に $300 \ mg/m^2$ のベキサロテンが投与され，奏効率は stage I B で 60％（3/5），stage II B で 50％（2/4），stage III A で 100％（3/3）であった[16)]．このように，いずれの試験においてもベキサロテンは進行期の症例にも一定の効果を発揮することが示されている．主な副作用は，ほぼ必発である脂質代謝異常および甲状腺機能低下症と，好中球減少である．特に高トリグリ

セリド血症と好中球減少は grade 3～4 の高度の障害が出ることもあり，それらのコントロールに苦慮することも珍しくなく，必要に応じて減量を検討する．

以上のように，副作用のコントロールに難渋することもあるが，自覚的副作用に乏しく，進行期でも一定の効果を発揮する内服薬であることから，進行期菌状息肉症の治療の早期の柱となる薬剤と考えられる．

b）エトレチナート

エトレチナートは，1985 年に本邦で承認されたレチノイドであり，乾癬などに適応を有している．皮膚 T 細胞リンパ腫に適用はないが，効果があることは海外からも報告されており[17)]，ベキサロテンが承認されるまでは広く使用されていた．通常，20～40 mg/day で連日内服する．主な副作用は，口唇炎，皮膚菲薄化，爪囲炎・爪変形，脱毛，肝障害，骨棘形成・過骨性変化による関節痛である．また，長期投与により臓器蓄積性があり，催奇形性を避けるため，女性は内服中および内服終了 2 年間，男性でも内服中および内服終了半年間，避妊が必要となる．

自覚的副作用もしばしばみられ，明確なデータはないもののベキサロテンよりも効果が弱い印象がある薬剤であり，使用可能であれば，ベキサロテンを優先したほうが良いと思われる．ただし，エトレチナート単独で腫瘍性病変が消失することもあり（図 2），ほかの薬剤と比較して一際安価であることを考慮すると，エトレチナートが望まれるケースもあると考えられる．

3．モガムリズマブ

モガムリズマブは CCR4 をターゲットとするヒト化モノクローナル抗体であり，ADCC（antibody dependent cellular cytotoxicity）活性により抗腫瘍効果を発揮する．つまり，モガムリズマブが腫瘍細胞上の CCR4 と結合すると，NK 細胞やマクロファージなどのエフェクター細胞が引き寄せられ，細胞傷害性分子などの分泌を介して，腫瘍細胞を殺傷する．

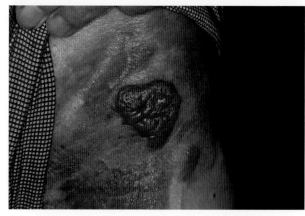

図2. エトレチナート内服で消失した腫瘤性病変
Narrow band UVB照射療法のみで加療されていた菌状
息肉症患者に生じた単発の腫瘤性病変. エトレチナート
30 mg/day を開始したところ, 徐々に消退した.

2012年5月に再発または難治性のCCR4陽性の成人T細胞白血病・リンパ腫（ATLL）に, 2014年5月に再発または難治性のCCR4陽性の末梢T細胞リンパ腫および皮膚T細胞リンパ腫に保険適用となり, 2014年12月に化学療法未治療のCCR4陽性のATLLに適用拡大となった. さらに, 国際共同第Ⅲ相試験であるMAVORIC試験の結果を受けて[18], 2018年8月には再発または難治性の皮膚T細胞リンパ腫に適用拡大となり, CCR4の確認が不要となっている. 2018年8月の適用拡大以前と以後で使用方法が異なるが, 現在は1 mg/kg/body を週1回点滴静注し, 5週間連続で継続した後に隔週で継続するという方法で使用される.

変更後の用法で施行されたMAVORIC試験では, 1つ以上の全身治療に抵抗性のstageⅠB以上の菌状息肉症, セザリー症候群186例が対象となり, 無増悪期間の中央値7.7か月, 総合奏効率は28%であった[18]. サブグループ解析では, 皮膚病変の奏効率は42%, リンパ節病変の奏効率は17%, 血液病変の奏効率は68%で, 血液病変に効きやすく, リンパ節病変に効きづらいことが報告されている. これを反映して, 菌状息肉症では総合奏効率21%, セザリー症候群では37%と, 菌状息肉症ではやや成績が悪い. 投与時反応以外に, 高頻度に皮膚障害が生じることが知られている. 多くの場合, 投与開始1か月後ぐらいに出現するが, 遅発性に出現することもあり, しばしば投与を中止しても持続する. ステロイド外用などで対処できるケースも多いが, Stevens-Johnson症候群や中毒性表皮壊死症などの重症な皮膚障害を呈した症例も報告されており[19)20)], 注意を要する.

以上のように, 進行期でも治療効果を発揮する症例も少なくなく, 皮膚障害が出現しなかった場合, 副作用が全くない症例もあり, 点滴薬であることを除くと進行期の症例に非常に有用な治療と考えられる. 骨髄抑制が高頻度にみられるベキサロテンや単剤経口化学療法との併用も行いやすい. ただし, 表在リンパ節に強い浸潤がみられる症例ではリンパ節病変のコントロールに難渋することもある. また, 難治性ATLL患者での報告になるが, モガムリズマブ投与後に造血幹細胞移植を行った患者では, GVHDの増悪が起こり, 移植の成績が悪くなることが報告されている[21]. モガムリズマブがCCR4陽性の制御性T細胞を除去するためと考えられており, 将来的に移植を念頭に置いている患者では, 注意深く適応を検討する必要がある.

4. ボリノスタット

ボリノスタットは, 経口のヒストン脱アセチル化酵素阻害薬で, ヒストンおよび非ヒストン蛋白のアセチル化を促進し, 細胞分化誘導, アポトーシス誘導, 細胞周期停止, 血管新生阻害などの作用を示す. 実際に, ボリノスタットは皮膚T細胞リンパ腫細胞株にアポトーシスを誘導することも証明されている[22]. しかし, 人体では腫瘍細胞のみならず広範囲の細胞に働きかけ, 膨大な数の分子の転写に影響を与えていると思われ, どの細胞に対するいずれの作用が, 菌状息肉症に対する抗腫瘍効果のキーとなっているかは不明である.

本邦では, 2011年7月に皮膚T細胞リンパ腫に対して適用となっている. 400 mg/day で連日内服を行う.

前述のMAVORIC試験では, モガムリズマブと成績が比較されており, 186例の1つ以上の全身治療に抵抗性のstageⅠB以上の菌状息肉症,

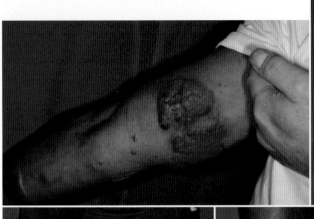
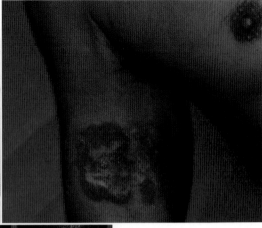
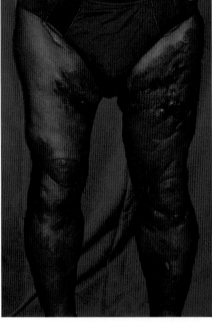
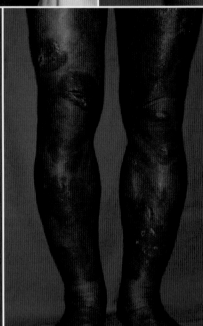

```
a c
b d
```

図3.
供覧症例の四肢の腫瘤
いずれの病変も放射線照射で消褪
傾向を示している.
　a：初診時の上肢の腫瘤性病変
　b：初診時の下肢に多発する腫
　　瘤性病変
　c：局所電子線照射後の上肢の
　　病変
　d：下肢X線照射後の下肢の病
　　変

セザリー症候群に投与された結果，無増悪期間の中央値3.1か月，総合奏効率5%と，モガムリズマブと比較して成績が劣っていた[18]．作用機序から推測されるように副作用は多岐にわたる．肺塞栓および深部静脈血栓症，血小板減少，貧血，高血糖，腎障害に加え，悪心・嘔吐，下痢，味覚障害，全身倦怠感などの自覚的副作用も強く出ることが多い．投与中は注意深いモニタリングをしながら使用することになるが，副作用の影響で漸減，休薬せざるを得ない症例も多い．

　以上のように，治療効果は限定的で，副作用のコントロールに難渋することも多い．欧州では，2004年にオーファンドラッグとして承認されたものの，2009年に取り下げとなっている．臨床の現場で，ボリノスタットが選択されるケースは少ないと思われる．

　ただし，以前から発疹の改善のみられない症例でも痒みを特異的に抑制することがあることが報告されており[23)24)]，痒みが強い症例に適応となる可能性がある．

自験例の紹介

　以下に，skin-directed therapyと比較的初期の全身治療の併用でコントロールしている症例を供覧したい．

　64歳，男性．初診6年前に菌状息肉症の診断となり，他医で，紫外線照射療法で加療されていた．初診1年前に病勢の進行があり，エトレチナート

開始. 下肢を中心に腫瘍性病変が多発してきたた
め, 初診2か月前にエトレチナートを中止し, ベ
キサロテン 300 mg/m²に変更したが, コントロー
ル不良で当科初診した. 初診時, 下肢を中心に四
肢に腫瘍性病変, 浸潤局面が多発しており(図3),
全身精査の結果, T3NXM0B0, stage ⅡB と判断
した. ベキサロテンは継続とし, 上肢の腫瘍に局
所電子線照射, 下肢全体にX線照射を行った. 照
射中に好中球減少が生じたため, ベキサロテンは
200 mg/m²に減量したが, 腫瘍, 局面は平坦化し
た(図3). その後も, 上肢, 体幹, 舌根部に小腫
瘍の新生が続いたため(図4), 局所電子線照射を
併用するとともに, 初診5か月後よりベキサロテ
ンを 300 mg/m²に再増量し, モガムリズマブ(ポ
テリジオ®)を通常量で開始した. その後は, 放射
線照射療法を必要とするような発疹の出現なく,
1年間経過している.

おわりに

進行期菌状息肉症の治療戦略について述べてき
たが, 現状, 造血幹細胞移植を除くと, いずれの
治療においても, その効果は必ずしも満足のいく
ものではない. 一方で, 将来に目を向けると様々
な新薬の開発が進行中であり, それらの新薬が治
療戦略を大きく塗り替えることを期待したい. 例
えば, 抗CD30抗体と毒物の複合体であるブレン
ツキシマブ・ベドチンは, CD30陽性皮膚T細胞
リンパ腫に対して非常に優れた成績を示してお
り[25], 欧米では既に承認されている. 本邦でも医
師主導自主臨床試験が進行中であり, 近い将来使
用可能になると思われるが, CD30陽性例には優
先的に使用されるようになる可能性がある. さら
に, 免疫チェックポイント阻害薬, 抗CD158k抗
体, 新規ヒストン脱アセチル化酵素阻害薬である
レスミノスタットなどの治験も進行中である[26].
今後, このような様々な治療薬の特性を理解して
いくことが, 菌状息肉症を治療していくうえで必
要となってくると思われる. しかし, どれだけ使
用できる治療の選択肢が増えたとしても, 個々の

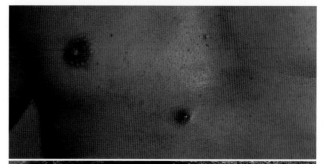
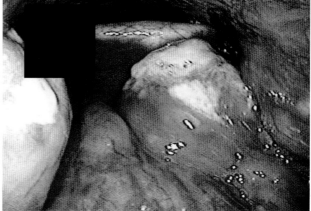

a
b

図4. 供覧症例の体幹, 舌根部の新生腫瘍
a:加療中に出現した体幹の腫瘍性病変
b:加療中に出現した舌根部の腫瘍性病変

患者に向き合い, 背景を把握し, 患者の望んでい
ることを想定しながら, 治療法を選択していくこ
とが重要であることは変わりない.

文献

1) Hamada T, Iwatsuki K:Cutaneous lymphoma in Japan:a nationwide study of 1733 patients. *J Dermatol*, **41**:3-10, 2014.

2) Agar NS, Wedgeworth E, Crichton S, et al:Survival outcomes and prognostic factors in mycosis fungoides/Sézary syndrome:validation of the revised International Society for Cutaneous Lymphomas/European Organisation for Research and Treatment of Cancer staging proposal. *J Clin Oncol*, **28**:4730-4739, 2010.

3) Talpur R, Singh L, Daulat S, et al:Long-term outcomes of 1,263 patients with mycosis fungoides and Sézary syndrome from 1982 to 2009. *Clin Cancer Res*, **18**:5051-5060, 2012.

4) Quaglino P, Pimpinelli N, Berti E, et al:Time course, clinical pathways, and long-term haz-

ards risk trends of disease progression in patients with classic mycosis fungoides：a multicenter, retrospective follow-up study from the Italian Group of Cutaneous Lymphomas. *Cancer*, **118**：5830-5839, 2012.

5) Scarisbrick JJ, Prince HM, Vermeer MH, et al：Cutaneous Lymphoma International Consortium Study of Outcome in Advanced Stages of Mycosis Fungoides and Sézary Syndrome：Effect of Specific Prognostic Markers on Survival and Development of a Prognostic Model. *J Clin Oncol*, **33**：3766-3773, 2015.

6) Kaye FJ, Bunn PA Jr, Steinberg SM, et al：A randomized trial comparing combination electron-beam radiation and chemotherapy with topical therapy in the initial treatment of mycosis fungoides. *N Engl J Med*, **321**：1784-1790, 1989.

7) Molin L, Thomsen K, Volden G, et al：Combination chemotherapy in the tumour stage of mycosis fungoides with cyclophosphamide, vincristine, vp-16, adriamycin and prednisolone（cop, chop, cavop）：a report from the Scandinavian mycosis fungoides study group. *Acta Derm Venereol*, **60**：542-544, 1980.

8) Lechowicz MJ, Lazarus HM, Carreras J, et al：Allogeneic hematopoietic cell transplantation for mycosis fungoides and Sézary syndrome. *Bone Marrow Transplantat*, **49**：1360-1365, 2014.

9) Delioukina M, Zain J, Palmer JM, et al：Reduced-intensity allogeneic hematopoietic cell transplantation using fludarabine-melphalan conditioning for treatment of mature T-cell lymphomas. *Bone Marrow Transplant*, **47**：65-72, 2012.

10) de Masson A, Beylot-Barry M, Bouaziz JD, et al：Allogeneic stem cell transplantation for advanced cutaneous T-cell lymphomas：a study from the French Society of Bone Marrow Transplantation and French Study Group on Cutaneous Lymphomas. *Haematologica*, **99**：527-534, 2014.

11) Oka T, Sugaya M, Cury-Martins J, et al：Hematopoietic stem cell transplantation for cutaneous T-cell lymphoma：Summary of 11 cases from two facilities in Japan and Brazil. *J Dermatol*, **43**：638-642, 2016.

12) Duvic M, Kim YH, Zinzani PL, et al：Results from a Phase I／II Open-Label, Dose-Finding Study of Pralatrexate and Oral Bexarotene in Patients with Relapsed/Refractory Cutaneous T-cell Lymphoma. *Clin Cancer Res*, **23**：3552-3556, 2017.

13) Sugaya M, Tokura Y, Hamada T, et al：Phase II study of i. v. interferon-gamma in Japanese patients with mycosis fungoides. *J Dermatol*, **41**：50-56, 2014.

14) Duvic M, Martin AG, Kim Y, et al：Phase 2 and 3 clinical trial of oral bexarotene（Targretin capsules）for the treatment of refractory or persistent early-stage cutaneous T-cell lymphoma. *Arch Dermatol*, **137**：581-593, 2001.

15) Duvic M, Hymes K, Heald P, et al：Bexarotene is effective and safe for treatment of refractory advanced-stage cutaneous T-cell lymphoma：multinational phase II-III trial results. *J Clin Oncol*, **19**：2456-2471, 2001.

16) Hamada T, Sugaya M, Tokura Y, et al：Phase I／II study of the oral retinoid X receptor agonist bexarotene in Japanese patients with cutaneous T-cell lymphomas. *J Dermatol*, **44**：135-142, 2017.

17) Molin L, Thomsen K, Volden G, et al：Oral retinoids in mycosis fungoides and Sézary syndrome：a comparison of isotretinoin and etretinate. A study from the Scandinavian Mycosis Fungoides Group. *Acta Derm Venereol*, **67**：232-236, 1987.

18) Kim YH, Bagot M, Pinter-Brown L, et al：Mogamulizumab versus vorinostat in previously treated cutaneous T-cell lymphoma（MAVORIC）：an international, open-label, randomised, controlled phase 3 trial. *Lancet Oncol*, **19**：1192-1204, 2018.

19) Ishida T, Ito A, Sato F, et al：Stevens-Johnson Syndrome associated with mogamulizumab treatment of adult T-cell leukemia/lymphoma. *Cancer Sci*, **104**：647-650, 2013.

20) Shiratori S, Ohhigashi H, Ito S, et al：Late onset toxic epidermal necrolysis induced by mogamulizumab, an anti-CC chemokine receptor 4 antibody for the treatment of adult T-cell leukaemia/lymphoma. *Hematol Oncol*, **35**：138-140, 2017.

21) Fuji S, Inoue Y, Utsunomiya A, et al : Pretransplantation Anti-CCR4 Antibody Mogamulizumab Against Adult T-Cell Leukemia/Lymphoma Is Associated With Significantly Increased Risks of Severe and Corticosteroid-Refractory Graft-Versus-Host Disease, Nonrelapse Mortality, and Overall Mortality. *J Clin Oncol*, **34** : 3426-3433, 2016.

22) Zhang C, Richon V, Ni X, et al : Selective induction of apoptosis by histone deacetylase inhibitor SAHA in cutaneous T-cell lymphoma cells : relevance to mechanism of therapeutic action. *J Invest Dermatol*, **125** : 1045-1052, 2005.

23) Duvic M, Talpur R, Ni X, et al : Phase 2 trial of oral vorinostat (suberoylanilide hydroxamic acid, SAHA) for refractory cutaneous T-cell lymphoma (CTCL). *Blood*, **109** : 31-39, 2007.

24) Olsen EA, Kim YH, Kuzel TM, et al : Phase IIb multicenter trial of vorinostat in patients with persistent, progressive, or treatment refractory cutaneous T-cell lymphoma. *J Clin Oncol*, **25** : 3109-3115, 2007.

25) Prince HM, Kim YH, Horwitz SM, et al : Brentuximab vedotin or physician's choice in CD30-positive cutaneous T-cell lymphoma (ALCANZA) : an international, open-label, randomised, phase 3, multicentre trial. *Lancet*, **390** : 555-566, 2017.

26) Oka T, Miyagaki T : Novel and Future Therapeutic Drugs for Advanced Mycosis Fungoides and Sézary Syndrome. *Front Med*, **6** : 116, 2019.

Monthly Book

Derma.

皮膚科医向けオールカラー月刊誌

No.255

皮膚科治療薬処方ガイド
―年齢・病態に応じた薬の使い方―

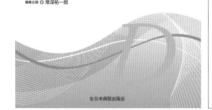

好評

2017年4月 増刊号

編集企画：**常深祐一郎**（東京女子医科大学准教授）
定価（本体価格 5,600 円＋税）　B5 判　216 ページ

治療薬が主役の実践的解説書
皮膚科診療で使用される薬剤についての最前線をまとめた一書です．処方量はどうすべきか，併用禁忌薬は何か，小児や妊婦などの患者さんに処方する際の注意点は何か，診療に即した内容でエキスパートが解説．
治療薬ごとに項目立てされており，処方前に浮かんだ疑問点をすぐに解決することができる充実の内容となっております．

目次

（株）全日本病院出版会 http://www.zenniti.com

〒 113-0033　東京都文京区本郷 3-16-4　　電話（03）5689-5989　　FAX（03）5689-8030

MB Derma, **291** : 55-64, 2020.

◆特集／いま学びたい 皮膚リンパ腫の診断と治療

成人 T 細胞白血病リンパ腫の治療戦略

米倉健太郎*

Key words：成人 T 細胞白血病リンパ腫(adult T-cell leukemia/lymphoma)，皮膚病変(skin lesion)，エトレチナート(etretinate)，モガムリズマブ(mogamulizumab)，皮膚障害(cutaneous adverse reaction)

Abstract 成人 T 細胞白血病リンパ腫(ATL)は患者の約半数に皮膚病変がみられ，indolent type ではステロイド外用，紫外線療法や局所放射線療法などの skin-directed therapy のほか，レチノイド内服，IFN-γ，単剤の内服化学療法などが行われる．レチノイド製剤はエトレチナートの効果が認められており，用いられることが多い．また，ベキサロテンが臨床試験中である．モガムリズマブは indolent type への使用のデータはないが，aggressive type においては皮膚病変への効果が確認されている．皮膚病変以外に，主に aggressive type の治療に用いられるモガムリズマブ，レナリドミドでは皮膚障害が起こることも多く，皮膚科医にはその診断，マネジメントについての知識も求められる．

はじめに

成人 T 細胞白血病リンパ腫(ATL)は，ヒト T リンパ指向性ウイルス I 型(human T-lymphotropic virus type I；HTLV-1)が原因で発症する，最も悪性度の高い血液腫瘍の 1 つである．患者の約半数で皮膚病変が認められ，皮膚科が初診であることも多い．特異疹のほかに，免疫不全に伴う日和見感染症の皮疹も多く経験される．Indolent type では皮膚病変に対する skin-directed therapy が行われる．また，aggressive type において，最近では移植非適応例に対する標準治療として用いられるモガムリズマブや，再発難治例に用いられるレナリドミドは高頻度に皮膚障害を合併する．

皮膚科医には，ATL の初期診断，skin-directed therapy を中心とした治療，合併症の診断，治療など様々な役割が求められている．

* Kentaro YONEKURA，〒890-0064 鹿児島市鴨池新町 11-23　公益財団法人慈愛会今村総合病院皮膚科，主任部長

ATL の疫学と症状

ATL は HTLV-1 が原因で発症する成熟 T 細胞性腫瘍である．HTLV-1 の主な感染経路は母乳を介した母子感染であるが，その他にも男女間の水平感染などがある．HTLV-1 キャリアは日本全国で 110 万人と推定されており，endemic area である九州，沖縄などの西南日本に多いが，近年関東などこれまでキャリアが少ないとされていた地域で増加している[1]．キャリアのうち毎年およそ 1,000 人が ATL を発症していると推定されている[2]．ATL の発症年齢は，2010～2011 年の全国調査では中央値 67.5 歳と報告されており，過去に報告された 1988～1989 年の全国調査での 58.4 歳，1996～1997 年の 61.1 歳と比較して高年齢化している[3]．

ATL 患者では高率に末梢血に特徴的な異常リンパ球(花細胞，flower cell)が出現し，リンパ節腫脹，皮膚病変，肝脾腫，高 LDH 血症，高カルシウム血症などがみられる．また免疫不全に伴い，日和見感染症も合併しやすい．特異疹として

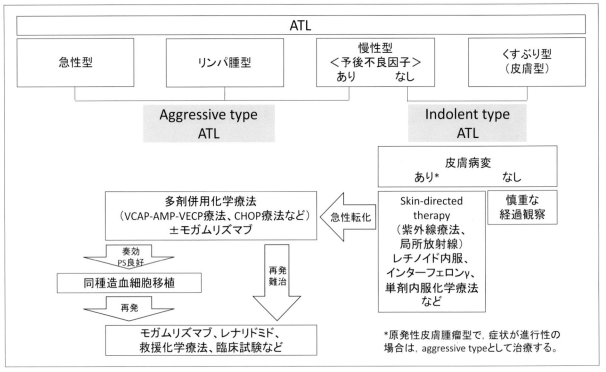

図 1. ATL の病型別治療方針（文献 25 から一部改変）

の皮膚病変は ATL 患者の約 50% と高頻度にみられる[4)5)]. 皮膚病変の臨床像は, 紅斑, 丘疹, 結節, 腫瘤, 紅皮症, 皮下結節など多彩であり, 皮疹のタイプと予後が関連する場合もある[6)7)]. また, 皮膚病変の存在自体が予後不良因子である[6)]. 日和見感染症による皮膚病変には, 体部白癬, 帯状疱疹, 疥癬などがあり, ATL の発症に先行してみられることもある.

ATL の病型分類と治療方針

ATL は臨床像および予後の違いから「急性型」, 「リンパ腫型」, 「慢性型」, 「くすぶり型」の 4 病型に分類される[8)]. このうち慢性型は予後不良因子 (LDH 高値, BUN 高値, 低アルブミン血症) の有無により治療方針が異なる. 急性型, リンパ腫型および予後不良因子のある慢性型を aggressive type, くすぶり型, 予後不良因子のない慢性型を indolent type と区別してそれぞれに応じた治療を行う. また, 皮膚病変を有するくすぶり型を「皮膚型」として独立した分類とすることも提唱されている[9)10)]. 多発性の皮膚腫瘤を有するものは予

後不良であり, aggressive type に準じた治療を行う[11)]（図 1）.

1. Aggressive type ATL の治療方針

初発未治療の aggressive type（急性型, リンパ腫型および予後不良因子のある慢性型）では原則として多剤併用化学療法を行う. 本邦では主に VCAP-AMP-VECP 療法[12)]（modified LSG-15 プロトコール）や CHOP 療法およびそれに類するレジメンが使用される. 国際的には zidovudine/interferon-α（AZT/IFN-α）療法も標準治療に位置づけられているが, 本邦では未承認である.

導入化学療法で寛解が得られた場合は, 若年者で performance status（PS）が良好な例では同種造血細胞移植を考慮する. 最近では, 移植前処置の工夫, 免疫抑制剤や支持療法に使用される薬剤の進歩により, おおむね 65～70 歳程度まで移植可能である（施設によってはさらに高齢での移植を行う場合もある）. 移植前処置の抗がん剤の効果のほかに, 同種免疫による抗腫瘍効果が発揮される[13)]. 現時点では同種移植のみが治癒を期待しうる治療法である. 詳細は後述するが, 同種造血細

胞移植を前提としている場合には，導入療法におけるモガムリズマブの併用には注意が必要である．

高齢やPS不良，導入化学療法で寛解が得られないなどで移植の適応にならない場合や患者が移植を希望しない場合の標準治療としては，CHOP療法やそれに類似するレジメンとモガムリズマブを組み合わせた化学療法を行う．再発，難治例に対しては確立された標準治療はないが，モガムリズマブ（導入治療で使用した場合は再投与）やレナリドミド，臨床試験，その他の救援化学療法などが行われている．

モガムリズマブは後述のように制御性T細胞を除去するため，移植後のGVHDが重症化する可能性がある．実際の臨床でも，重篤なGVHDの発症が報告されている[14]．一方で，投与回数やモガムリズマブの最終投与から移植までの期間によっては安全に移植ができる可能性も示唆されている[15]．このため，移植が考慮される症例では，モガムリズマブの適応について血液内科医としっかりコミュニケーションをとって慎重に判断する必要がある．

2．Indolent type ATL の治療方針

Indolent type（くすぶり型および予後不良因子のない慢性型）では，臨床症状を伴わない場合，慎重な経過観察（watchful waiting）を行う．海外ではaggressive type同様，AZT/IFN-α療法が標準治療とされているが，本邦では保険適用がない．

皮膚科病変を有する患者にはskin-directed therapyを行う．Skin-directed therapyとしては菌状息肉症と同様，ステロイド外用や紫外線療法（PUVA，narrow band UVB，エキシマライト），局所放射線療法が行われる．そのほか，全身療法としてレチノイド内服，IFN-γ療法，単剤の内服化学療法などが行われる[16]．IFN-γ製剤としては，2014年から菌状息肉症（内臓浸潤期を除く）およびセザリー症候群に対して遺伝子組み換え型IFNγ-1a（イムノマックス-γ注）が保険適用となっているが，ATLに対しての保険適用はない．またレチノイド製剤もATLに対しての保険適用

は有していない．モガムリズマブやレナリドミドなどの新規治療薬はindolent type ATLを対象とした臨床試験が行われておらず，現時点ではその効果や予後についてのエビデンスがない．

原発性皮膚腫瘤型は，皮膚に腫瘤を形成し，白血化や他臓器病変を認めない，くすぶり型の一部であるが，病勢が急速に進行し予後が不良である場合が多い．このため慎重に経過を観察し，症状が進行性である場合はaggressive ATLに準じた全身療法を行う必要がある．その際，放射線治療などskin-directed therapyを併用することもある[11]．ただし，原発性皮膚腫瘤型と診断後，全例でただちに多剤併用化学療法が必須となるわけではなく，皮膚腫瘤が単発あるいは限局性で，腫瘍量が少ない場合はskin-directed therapyを行いながら慎重に経過を観察する．

ATL の皮膚病変に対するレチノイドの効果

本邦で発売されているレチノイド製剤にはエトレチナートとトレチノイン，ベキサロテンがある．いずれもATLに対しては未承認であるが，皮膚T細胞リンパ腫（CTCL）に対しては以前から，主に紫外線療法と併用でエトレチナートが用いられてきており，また近年ベキサロテンが保険承認を受け，使用例が増えている．ベキサロテンについては，現在の本邦での保険適用はCTCLのみであるが，皮膚病変を有するindolent type ATLおよび，1レジメン以上の化学療法で寛解後に病勢が安定している皮膚病変主体に再発・再燃したaggressive type ATLを対象とした第II相試験が行われている（2019年10月時点）．

最近我々はATLの皮膚病変に対するエトレチナートの有効性を報告した[17]．この研究では2009年4月〜2010年7月にエトレチナートの投与を開始された皮膚型ATL患者9名を2016年8月まで経過観察した．男性8名，女性1名．年齢の中央値は73歳（51〜80歳）であった（表1）．皮膚病変に対する効果について，治療前および治療開始後3か月の臨床写真をもとにmSWAT（modified

表 1. 患者背景（文献 17 から改変）

症　例	年齢	性別	皮膚病変の タイプ	前治療	併用治療
1	51	男性	局面，結節	nb-UVB	なし
2	54	女性	紅斑	なし	なし
3	57	男性	結節	nb-UVB	nb-UVB
4	68	男性	結節	nb-UVB	nb-UVB, EB
5	73	男性	紅斑，丘疹	PUVA	PUVA
6	75	男性	結節	なし	なし
7	78	男性	紅斑，丘疹	nb-UVB	nb-UVB
8	79	男性	丘疹	nb-UVB	nb-UVB
9	80	男性	紅斑	なし	なし
中央値	73	—	—	—	—

nb-UVB：narrow band UVB, EB：局所電子線照射

severity weighted assessment tools）スコアを算出して評価した．また皮膚病変に対する長期の効果を，紅斑，浸潤，局面，腫瘍を考慮した PGA（physicians global assessment）で評価した．

9例中6例で前治療として紫外線治療が行われており，5例でエトレチナート開始後も継続された．1例では腫瘍に対して局所電子線照射が行われたため，その部位は mSWAT の評価から除外した．エトレチナートによる治療期間の中央値は16＋か月（3～77＋か月），観察期間の中央値は24＋か月（8＋～77＋か月）であった．mSWATスコアは治療前が中央値28（0.2～102.1），3か月目

が中央値5.8（0～72）であり，有意な改善がみられた（p＝0.0296, paired t-test）．9例中8例でmSWATスコアの50％以上の改善がみられ，CRが1例，PRが7例（奏効率89％）であった（表2）．奏効した8例のうち3例は，2例が病勢の進行のため，1例が副作用のため早期にエトレチナートによる治療を中止された．残りの5例は治療を継続され，そのうち2例は6年以上それぞれ CR と PR を維持しており良好にコントロールされていた（表3）．

副作用は全例でみられた．グレード2の口唇炎は9例全例でみられたが，保湿剤（ワセリンやリップクリーム）やステロイドの外用でコントロールされた．グレード3の爪囲炎が4例にみられ，ステロイド外用やフェノール法などの処置を行った．1例はグレード2の腰痛でエトレチナートを中止した．

この研究は後ろ向き研究であったため，エトレチナートの投与方法が統一されておらず，開始量は10～40 mg/day の間で様々であった．また，皮疹のタイプと効果との関連は明らかではなかった．しかし，長期に寛解を維持している例もあり，くすぶり型 ATL の皮膚病変に対する治療選択肢

表 2. エトレチナート投与前後の検査データ，mSWAT スコアと臨床効果（文献 17 から改変）

症　例	開始前				開始後 3 か月				mSWAT スコアによる 臨床効果
	異常 リンパ球 (%)	LDH (U/dL)	sIL-2R (IU/L)	mSWAT スコア	異常 リンパ球 (%)	LDH (U/dL)	sIL-2R (IU/L)	mSWAT スコア	
1	0	191	659	22.8	0	205	434	5.8	PR
2	0.5	235	1215	44.5	0	251	611	7.5	PR
3	0	260	1982	63	0	220	2076	72	SD
4	2.5	157	717	10.5	2.5	187	676	0.6	PR
5	1	199	2236	52.6	0.2	231	1217	18.15	PR
6	0.5	156	427	3.8	0.5	210	1174	0.6	PR
7	7	307	1880	28	9	310	3205	3.9	PR
8	1.5	286	2180	102.1	1	206	1492	36.05	PR
9	3	137	587	0.2	1	176	707	0	CR
中央値	1.0	199	1215	28	0.5	210	1174	5.8	

異常リンパ球：末梢血中異常リンパ球，sIL-2R：可溶性 IL-2 レセプター，CR：完全奏効，PR：部分奏効，SD：不変

と考えられる.

エトレチナートの投与にあたっては，乾癬など
に使用している皮膚科医は慣れていると考えられ
るが，副作用を最小限にして長期に投与可能とす
るために，低用量から開始して漸増することが勧
められる.

＜症　例＞54歳，女性

ATL くすぶり型．皮疹は紅斑型で，菌状息肉症
様の紅斑局面が主体であった．mSWAT スコアは
44.5で，前治療歴はなく，エトレチナート30 mg/
日の内服単独で初期治療を開始した．3か月目に
は mSWAT スコアは7.5でほとんどが色素沈着
となり，その後完全寛解となった．爪囲炎のため
6か月目から20 mg/日に減量．70か月後に頸部や
下腿に紅斑が出現したが，増悪はなく100か月以
上内服を継続中である（図2）.

ATL の皮膚病変に対する モガムリズマブの効果

モガムリズマブはヒト化抗 CCR4 モノクローナ
ル抗体製剤であり，2012年5月に再発または難治
性の CCR4 陽性成人 T 細胞白血病・リンパ腫
（ATL）の治療薬として発売された．2014年3月か
らは再発または難治性の CCR4 陽性の末梢性 T 細

表 3. 長期の効果（文献17から改変）

症例	最良効果	投与継続期間（月）	中止理由	死因	生存期間（月）
1	PR	25	腰痛	肺塞栓症	44
2	CR	77+	（継続中：PR）		77+
3	SD	3	ATLの進行	ATL	13
4	PR	75+	（継続中：PR）		75+
5	PR	16+	（継続中：PR）		16+
6	CR	15	ATLの進行	ATL	31
7	PR	15	ATLの進行	ATL	22
8	PR	8+	（継続中：PR）		8+
9	CR	24+	（継続中：CR）		24+

CR：完全奏効，PR：部分奏効，SD：不変

胞リンパ腫（PTCL）および CTCL に適応が拡大さ
れ，さらに，2014年12月18日には，化学療法未
治療の CCR4 陽性の ATL を適応症とする一部変
更承認を取得した.

ATL に対する臨床試験は aggressive type
ATL を対象に行われており，くすぶり型や予後
不良因子のない慢性型を対象とした臨床試験は存
在しない．このため，indolent type に対するエビ
デンスはないが，我々はこれまでに皮膚病変に注
目した後方視的研究の結果を報告している.

この研究では，皮膚に ATL 病変を有する再
発・再燃の急性型 ATL 5例について後方視的に解
析した（血液内科）[18]（表4-a）．臓器ごとの ATL 病
変に対するモガムリズマブの治療効果は，皮膚病

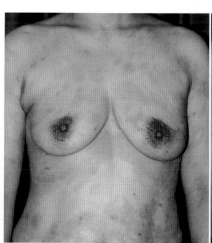 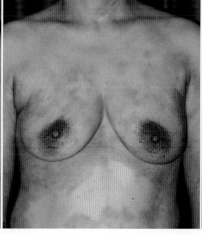 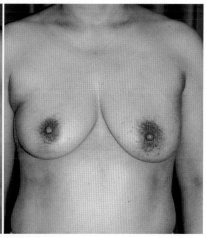

a｜b｜c 　　　　　**図 2.** エトレチナートの奏効例．54歳，女性．ATL くすぶり型
　　　a：エトレチナート内服前．mSWAT＝44.5　　　b：内服3か月．mSWAT＝7.5
　　　c：内服10か月．mSWAT＝0

表 4-a. 患者背景（文献 26 より転載）

症例	年齢/性	前治療	モガムリズマブ開始時の ATL 病変
1	62/M	CHOP, mLSG-15, CDE-11	PB, skin, LN
2	73/F	THP-COP, ETP	PB, skin, LN
3	57/M	mLSG-15, CDE-11, mEPOCH	Skin, LN
4	63/F	CHOP, mLSG-15	PB, skin, CNS
5	64/M	CHOP	Skin, LN

mLSG-15：modified LSG-15 protocol(VCAP-AMP-VECP)[4]；CDE-11：
CBDCA, dexamethasone, ETP, CPT-11；PB：peripheral blood；LN：lymph
node；CNS：central nervous system

表 4-b. モガムリズマブによる治療効果および皮膚障害（文献 26 より転載）

症例	投与回数	最良効果			投与時反応	皮膚障害	ATL 早期再発
		末梢血	皮膚	リンパ節			
1	4	CR	CR	SD	＋	－	＋
2	8	CR	CR	PR	＋	－	＋
3	7	－	CR	SD	－	＋	－
4	8	CR	CR	－	＋	＋	－
5	4	－	SD	PD	－	－	NA

NA：not assessable；CR：complete response；SD：stable disease；PR：partial
response；PD：progressive disease

表 4-c. モガムリズマブ治療中の皮膚および末梢血病変の臨床経過（文献 26 より転載）

症例	ATL 病変	投与回数							
		1	2	3	4	5	6	7	8
1	皮膚								
	末梢血	88	1	1	0				
2	皮膚								
	末梢血	25	0	0	0	0	0	0	0
3	皮膚								
	末梢血	2	0	0	0	0	NE	0	
4	皮膚								
	末梢血	35	0	0	0	0	0	1	0
5	皮膚								
	末梢血	7	0	0	0				

末梢血：末梢血中異常リンパ球(%)，NE：not evaluated

変については，5 例中 4 例で CR が得られた．そ
のほか末梢血病変のみられた 3 例（症例 1，2，4）
は，全例が CR，リンパ節病変については 1 例（症
例 2）が PR であった．症例 4 の中枢神経浸潤に対
しては効果がみられなかった（表 4-b，c）．

末梢血の ATL 細胞はモガムリズマブの開始後
速やかに消失したのに対し，皮膚の ATL 病変に
対しては比較的ゆっくりと治療効果が得られた．
皮膚病変は 2 名の患者（症例 1，4）では 3～4 週か
けて徐々に消退した（図 3）が，別の 2 名の患者（症

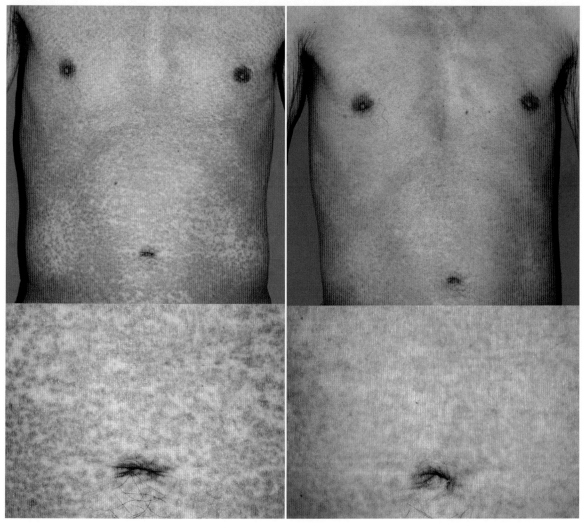

a．モガムリズマブ開始時　　　　　　　　　　　　　　b．3コース後

図 3．モガムリズマブによる皮膚病変への効果．62 歳，男性．ATL 急性型

例 2, 3)では治療開始後 4〜5 週目までは皮膚病変が臨床的には悪化したようにみえた．しかし，モガムリズマブの投与を継続したところ徐々に軽快し，7〜8 週目には消退した(図 4)．

このように皮膚病変に対しての奏効様式は様々であるが，末梢血病変と比較して効果発現までに時間がかかることが多いので注意が必要である．また急速に増大する腫瘍性病変には奏効しにくい可能性がある．

ATL に対する治療の合併症としての皮膚障害

モガムリズマブはその投与に関連して高い頻度(63%)で皮膚障害も報告されている．また再発・

再燃 ATL 26 例を対象とした本邦での第 II 相試験において，グレード 2 以上の皮膚障害がみられた 14 名のうち 13 名で臨床効果がみられた(8 例が CR)のに対し，グレード 1 または皮膚障害がみられなかった 12 名では臨床効果が得られなかったことが報告され，皮膚障害の発症と ATL に対する治療効果との関連も示唆された[19]．

我々は，単施設，および多施設でモガムリズマブ投与後の皮膚障害と予後の関連について後方視的解析を行い，皮膚障害を発症した群では，発症しなかった群と比較して有意に予後が優れており，皮膚障害の発症が予後の改善因子であることを明らかにした[20)21)]．スティーブンスジョンソン

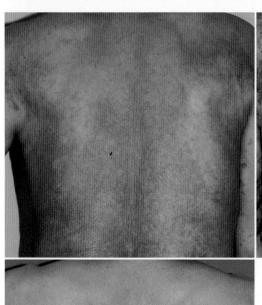
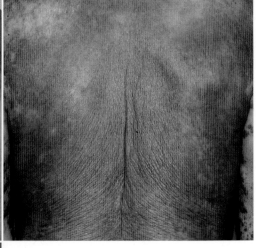
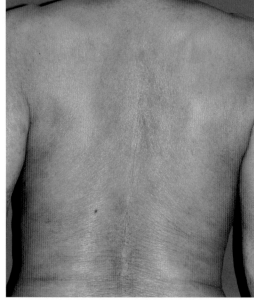

a | b
c |

図 4.
モガムリズマブによる皮膚病変への効果．73 歳，
女性．ATL 急性型
（文献 26 より転載）
　a：モガムリズマブ開始時
　b：3 コース後
　c：8 コース後

症候群など皮膚障害が重症化する場合もあり[22]，十分な注意が必要ではあるが，しっかりとマネジメントを行うことで高い治療効果および予後の改善が期待できる薬剤である．

　ATL 患者の約 90％ 以上で腫瘍細胞に CCR4 が発現しており[23]，抗 CCR4 モノクローナル抗体製剤であるモガムリズマブは，ADCC（antibody-dependent cellular cytotoxicity）により抗腫瘍効果を発揮する薬剤として開発された．CCR4 は ATL 細胞以外に，制御性 T 細胞にも発現しているため，モガムリズマブの投与により腫瘍細胞だけでなく制御性 T 細胞も除去される．このため制御性 T 細胞により抑制されていた細胞傷害性 T リンパ球（CTL）が活性化され，抗腫瘍効果を発揮

すると同時に皮膚障害も引き起こすと考えられる[20)24)25]．

　皮膚障害のマネジメントにおいては，その発症を早期に発見して対応することが最も重要である．このためモガムリズマブの投与にあたっては，患者，家族にも皮膚障害発症の早期発見の重要性を十分に説明する必要がある．また，皮疹に先行して粘膜疹が現れることもあるので，粘膜症状についての診察や問診も重要である．皮膚障害を発症した場合，その重症度や進行の度合いに応じて，ステロイドの外用や内服，パルス療法などを検討し，また抗ヒスタミン薬の内服などを併用する．また，モガムリズマブの投与中止を検討する．これらの判断は，皮膚障害の重症度や，ATL

の病勢，その他の合併症を総合的に考慮したうえ
で行う．一般的には，グレード2でPSL 0〜1 mg/
kg/day，グレード3以上ではPSL 1 mg/kg/day
以上，粘膜疹を伴ったり急速に進行したりする場
合はmPSL 1 gパルス療法が推奨されている．し
かし，ステロイドの全身投与にもかかわらず長期
に遷延したり，一方で慎重な経過観察によりステ
ロイド外用のみで軽快したりする場合もあり，画
一的な対応では管理が困難である．

　また，皮膚障害との鑑別が非常に重要である
が，ATLの皮膚病変がモガムリズマブの投与初期
に一時的に悪化したようにみえるが，投与継続に
より最終的に軽快する例もある．このような症例
で，皮膚生検を行うと組織学的にCD3$^+$8$^+$T細胞
が増加して，ATL細胞は減少してきているのが確
認できることもあるので，特にもともとATLの
皮膚病変を伴っていた症例では，皮膚障害の診断
にあたっては可能な限り皮膚生検を行うべきであ
る．

　レナリドミドも皮膚障害を発症することがあ
り，特にモガムリズマブ治療後に投与した際には
頻度が高くなる傾向があるため注意を要する．

おわりに

　Indolent type ATLの皮膚病変に対しては
skin-directed therapyやレチノイド，単剤化学療
法などが行われている．レチノイド製剤であるベ
キサロテンが臨床試験中であり，結果が待たれ
る．現時点では保険適用上の問題はあるが，エト
レチナートの有効性が示されており，乾癬などで
使用に精通している皮膚科医にとって使いやすい
薬剤である．また，モガムリズマブはindolent
typeへの使用例は少ないと考えられるが，aggres-
sive typeの化学療法後の再発例への使用例で皮
膚病変への有効性が示されている．そのほかにも
臨床試験中あるいは計画中の薬剤もあり，今後治
療選択肢が増えることが期待される．

文　献

1) Satake M, Yamaguchi K, Tadokoro K : Current prevalence of HTLV-1 in Japan as determined by screening of blood donors. *J Med Viol*, **84** : 327-335, 2012.

2) 山田恭暉，跡上　直，長谷川寛雄ほか：成人T細胞白血病・リンパ腫（ATL）全国調査．臨床血液，**52**：1765-1771，2011.

3) Nosaka K, Iwanaga M, Imaizumi Y, et al : Epide-miological and clinical features of adult T-cell leukemia-lymphoma in Japan, 2010-2011 : A nationwide survey. *Cancer Sci*, **108** : 2478-2486, 2017.

4) Yamaguchi T, Ohshima K, Karube K, et al : Clinicopathological features of cutaneous lesions of adult T-cell leukaemia/lymphoma. *Br J Dermatol*, **152** : 76-81, 2005.

5) Willemze R, Jaffe ES, Burg G, et al : WHO-EORTC classification for cutaneous lymphomas. *Blood*, **105** : 3768-3785, 2005.

6) Setoyama M, Katahira Y, Kanzaki T : Clinico-pathologic analysis of 124 cases of adult T-cell leukemia/lymphoma with cutaneous manifesta-tions : the smouldering type with skin manifes-tations has a poorer prognosis than previously thought. *J Dermatol*, **26** : 785-790, 1999.

7) Sawada Y, Hino R, Hama K, et al : Type of skin eruption is an independent prognostic indicator for adult T-cell leukemia/lymphoma. *Blood*, **117** : 3961-3967, 2011.

8) Shimoyama M : Diagnostic criteria and classifica-tion of clinical subtypes of adult T-cell leukae-mia-lymphoma. A report from the Lymphoma Study Group (1984-1987). *Br J Haematol*, **79** : 428-437, 1991.

9) Amano M, Kurokawa M, Ogata K, et al : New entity, definition and diagnostic criteria of cuta-neous adult T-cell leukemia/lymphoma : human T-lymphotropic virus type 1 proviral DNA load can distinguish between cutaneous and smolder-ing types. *J Dermatol*, **35** : 270-275, 2008.

10) Yonekura K, Utsunomiya A, Seto M, et al : Human T-lymphotropic virus type I proviral loads in patients with adult T-cell leukemia-lymphoma : Comparison between cutaneous type and other subtypes. *J Dermatol*, **42** : 1143-

1148, 2015.

11) Cook LB, Fuji S, Hermine O, et al : Revised Adult T-Cell Leukemia-Lymphoma International Consensus Meeting Report. *J Clin Oncol*, **37** : 677-687, 2019.

12) Tsukasaki K, Utsunomiya A, Fukuda H, et al : Japan Clinical Oncology Group Study JCOG9801. VCAP-AMP-VECP compared with biweekly CHOP for adult T-cell leukemia-lymphoma : Japan Clinical Oncology Group Study JCOG9801. *J Clin Oncol*, **25** : 5458-5464, 2007.

13) Yonekura K, Utsunomiya A, Takatsuka Y, et al : Graft-versus-adult T-cell leukemia/lymphoma effect following allogeneic hematopoietic stem cell transplantation. *Bone Marrow Transplant*, **41** : 1029-1035, 2008.

14) Inoue Y, Fuji S, Tanosaki R, et al : Pretransplant mogamulizumab against ATLL might increase the risk of acute GVHD and non-relapse mortality. *Bone Marrow Transplant*, **51** : 725-727, 2016.

15) Kawano N, Kuriyama T, Yoshida S, et al : The Impact of a Humanized CCR4 Antibody (Mogamulizumab) on Patients with Aggressive-Type Adult T-Cell Leukemia-Lymphoma Treated with Allogeneic Hematopoietic Stem Cell Transplantation. *J Clin Exp Hematop*, **56** : 135-144, 2017.

16) Sugaya M, Hamada T, Kawai K, et al : Guidelines for the management of cutaneous lymphomas (2011) : a consensus statement by the Japanese Skin Cancer Society- Lymphoma Study Group. *J Dermatol*, **40** : 2-14, 2013.

17) Yonekura K, Takeda K, Kawakami N, et al : Therapeutic Efficacy of Etretinate on Cutaneous-type Adult T-cell Leukemia-Lymphoma. *Acta Derm Venereol*, **99** : 774-776, 2019.

18) Yonekura K, Kanzaki T, Gunshin K, et al : Effect of anti-CCR4 monoclonal antibody (mogamulizumab) on adult T-cell leukemia-lymphoma : Cutaneous adverse reactions may predict the prognosis. *J Dermatol*, **41** : 239-244, 2014.

19) Ishida T, Joh T, Uike N, et al : Defucosylated anti-CCR4 monoclonal antibody (KW-0761) for relapsed adult T-cell leukemia-lymphoma : A multicenter phase II study. *J Clin Oncol*, **30** : 837-842, 2012.

20) Yonekura K, Tokunaga M, Kawakami N, et al : Cutaneous adverse reaction to mogamulizumab may indicate favourable prognosis in adult T-cell leukemia-lymphoma. *Acta Derm Venereol*, **96** : 1000-1002, 2016.

21) Tokunaga M, Yonekura K, Nakamura D, et al : Clinical significance of cutaneous adverse reaction to mogamulizumab in relapsed or refractory adult T-cell leukaemia-lymphoma. *Br J Haematol*, **181** : 539-542, 2018.

22) Ishida T, Ito A, Sato F, et al : Stevens-Johnson syndrome associated with mogamulizumab treatment of adult T-cell leukemia/lymphoma. *Cancer Sci*, **104** : 647-650, 2013.

23) Ishida T, Inagaki H, Utsunomiya A, et al : CXC chemokine receptor 3 and CC chemokine receptor 4 expression in T-cell and NK-cell lymphomas with special reference to clinicopathological significance for peripheral T-cell lymphoma, unspecified. *Clin Cancer Res*, **10** : 5494-5500, 2004.

24) 米倉健太郎：抗体療法. 皮膚リンパ腫アトラス 改訂・改題第 3 版 (岩月啓氏ほか編), 文光堂, pp. 215-218, 2017.

25) 米倉健太郎：成人 T 細胞白血病リンパ腫の最新の治療. 日皮会誌, **129** (3) : 333-340, 2019.

26) 米倉健太郎：新規抗体治療薬モガムリズマブの効果・皮膚障害を中心に. 皮膚病診療, **36** : 396-402, 2014.

MB Derma, 291：65-71, 2020.

◆特集／いま学びたい 皮膚リンパ腫の診断と治療

皮膚リンパ腫に対する放射線治療

大熊加惠*

Key words：放射線治療(radiation therapy)，電子線照射(electron beam radiation therapy)，全身皮膚電子線照射(total skin electron beam therapy)，ボーラス(bolus)，ビルドアップ効果(build-up effect)

Abstract　原発性皮膚リンパ腫に対する放射線療法は孤発性～数個の病変に対する局所療法として用いられることが多い．放射線治療に対する感受性が高いため，照射野内再発は稀であり，治療効果は高い．緩和的に治療回数を少なくする方法も有用である．皮膚表在の病変であれば電子線照射が適切である．菌状息肉症においては，局所療法として標準線量は 20～24 Gy であるが，緩和的照射として 8 Gy も有用である．Ⅰ期の第二選択，さらにⅢ期やⅣ期では全身皮膚電子線照射も用いられる．立位で多方向から照射することで皮膚表面が均一に照射されることを目指すが，頭頂部や会陰部，足底部については十分な線量を投与することが難しいため，別に追加で照射することが必要である．
　　　副作用としては，照射した部位の皮膚炎(紅斑，びらん，水疱，乾燥，色素沈着)，脱毛，爪の脱落・変形，浮腫などがある．

　原発性皮膚リンパ腫は，腫瘍の放射線における感受性が高く，放射線療法は有効な手段である．固形がんに対する根治的放射線治療で必要な線量は 60～70 Gy であるが，皮膚リンパ腫では 30 Gy 程度と，かなり低い線量で効果を得ることができる．放射線療法による局所制御率は高く，照射野内の再発は頻度が低い．しかし照射野外から新たな病変が出現したり，全身皮膚照射後の再照射が必要となったりすることもしばしばみられるため，緩和的な照射を用いるなど総治療期間への配慮も重要である．

　治療方法としては，2015 年に発表された International Lymphoma Radiation Oncology Group (ILROG)によるガイドライン[1]が基準となる．以下，それぞれの疾患ごとに治療法を述べる．

* Kae OKUMA, 〒104-0045 東京都中央区築地 5-1-1　国立研究開発法人国立がん研究センター中央病院放射線治療科

菌状息肉症

　放射線療法は紅斑・局面・腫瘤のいずれの病変に対しても有用である．日本皮膚科学会・日本皮膚悪性腫瘍学会による皮膚悪性腫瘍診療ガイドライン[2]において，Ⅰ期やⅡA 期でステロイドなどの外用療法や紫外線療法と並んで局所放射線療法が第一選択の治療法となる．ⅡB 期では局所放射線療法のほか，全身皮膚電子線(total skin electron beam；TSEB)療法が第一選択の局所療法として用いられる．Ⅰ期の第二選択として，そしてⅢ期やⅣ期においては TSEB 療法も治療選択肢となる．

1．局所放射線療法

a）照射法

　表層のみの病変であれば，飛程が短く表層にエネルギーを与える電子線照射が用いられる．電子線は治療機器のビーム射出口から患者体表面へ到達するまでの間に連続的に空気中で散乱する．

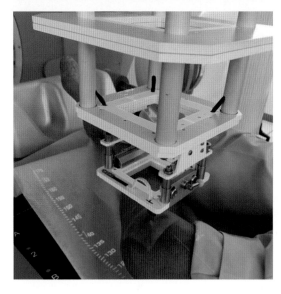

図 1.
電子線照射で用いるアプリケータ
病変に垂直に照射されるように，皮膚
表面近くにアプリケータを設置する.

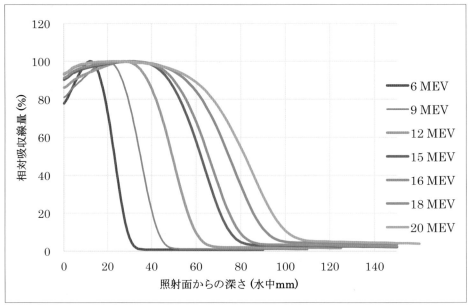

図 2. 電子線のエネルギー分布
治療で用いられる高エネルギー電子線は，物質に入射するとそこで多重散乱を起こし二次電子が
発生するため，照射面よりも少し深部でエネルギーが高くなる. これをビルドアップ効果という.
運動エネルギーがなくなるとその物質中で停止するため，エネルギーに依存して一定の深さまで
しか到達しない. こうした性質から電子線照射は表在性病変に適している.

ビームが患者体表面に届いた時点では照射したい
形状の辺縁が大きく広がり，照射野形状が明確で
なくなってしまう. そのため，できるだけ皮膚近
傍でビームを整形するための装置が必要となる.
そこで用いるのがビーム射出口～患者体表面の間
の複数箇所に金属リングを配置した梯子形状のア
プリケータである. 空気中で散乱するビームに対
して，空中の途中途中に金属リングを配置するこ

とにより散乱線が側方へ逃げるのを防ぎ，最終段
の最も皮膚に近い金属リングで照射野形状の整形
を行うことができる. 周辺をすべて金属板で覆う
金属チューブではなく梯子形状とするのは，より
軽量化が図られてのことである. 治療の際はこの
アプリケータを放射線治療装置に装着し，ビーム
が病変部に垂直に照射されるよう，体の向きや配
置，治療機器の角度を調整する必要がある（図1）.

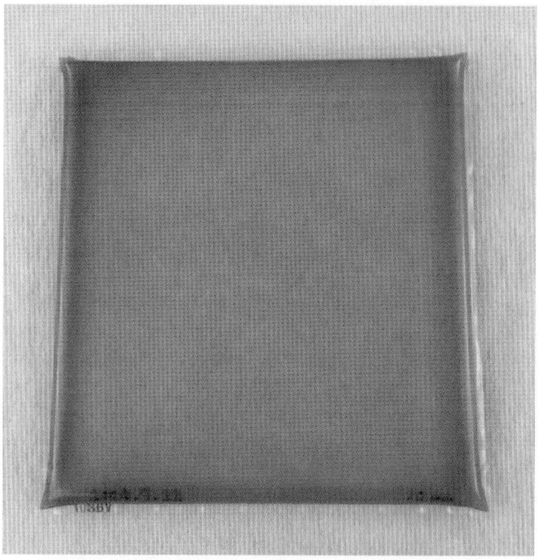

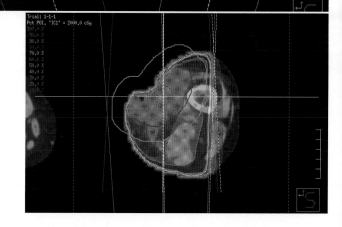

図 3.
ボーラス（組織等価物質）
電子線のビルドアップ領域に病変がある場合，皮膚
線量を増加させるために組織等価物質であるボーラ
スを人体皮膚表面に設置する．ボーラスの厚みは5〜
10 mm であることがほとんどである．

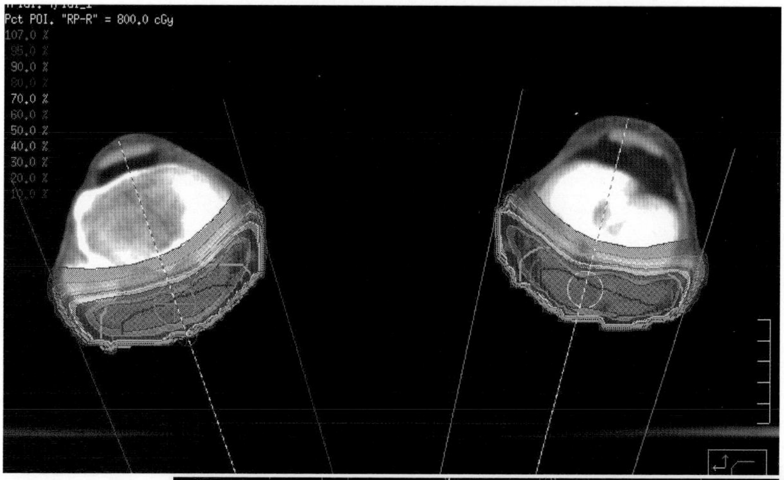

図 4.
電子線照射と X 線照射による線量分布
　a：電子線による線量分布
　b：X 線による線量分布

$\dfrac{a}{b}$

　治療で用いられる高エネルギー電子線は，物質
に入射するとそこで多重散乱を起こし二次電子が
発生するため，照射面よりも少し深部でエネル
ギーが高くなる．運動エネルギーがなくなるとそ
の物質中で停止するため，エネルギーに依存して
一定の深さまでしか到達しない．こうした性質か
ら電子線照射は表在性病変に適している．放射線
療法では，皮膚表面からわずかに深部に入ったと
ころで最大線量に到達し，これをビルドアップ効
果と呼ぶ（図2）．そのため，ある線量を皮膚表面
に投与する際に最も線量が高くなるのは皮膚より
やや深部となり，皮膚表面に十分な線量を投与す
ることができない．そこで，照射部位に人体の組
織に近い組織等価物質を置いて皮膚表面に処方線
量が投与されるよう工夫する．この物質はボーラ
スと呼ばれる（図3）．

　深部方向の照射範囲については，80％線量とな
ることが許容される．病変の深度に応じて照射エ
ネルギーやボーラスの厚みを調整する．深部に達
する病変や，表面からの照射で均一な線量分布を
得られない場合は，X 線を用いる（図4）．照射範
囲は病変＋1〜2 cm マージンとするが，根治的治
療を狙う場合には2 cm 以上のマージンが良い[3)4)]．

b）線　量

孤発性病変で根治を目指す場合，処方線量は24～30 Gy の通常分割照射．ただし低線量でも効果があるため，ILROG ガイドラインでは20～24 Gy が勧められている．緩和的照射としては，近年は超低用線量も試みられているが，2 Gy×2 回におけるCR（complete response）率は30％未満であり，8 Gy 以上の線量が推奨される．8 Gy 以上であればCR 率は＞90％と報告されている[5)6)]．一度照射した部位が再燃した場合，再照射を行う時には8～12 Gy であれば安全とされる[4)]．一般的に放射線治療では一回線量が高いと晩期障害のリスクが高いとされ，外用剤など他治療の影響も含めて皮膚が脆弱となっていることもあるため，皮膚の状態によって線量分割は考慮される．ただし，必要線量が低い皮膚リンパ腫においては，一回線量が高くても臨床上大きな問題となることは少ない．

c）副作用

主に皮膚炎である．発赤，びらん，潰瘍，水疱形成，色素沈着，毛細血管拡張など．部位によっては脱毛，角膜炎も生じる．急性期障害として生じ，一時的な症状であることが多い．晩期障害として残存する副作用は色素沈着や白内障などがある．

2．TSEB 療法

a）照射法

全身の皮膚表面が標的体積であり，均一に照射されることを目指して行われる．多方向から行うが，皮膚表面は凹凸があるため，腋窩・乳房下・会陰部・足底部などは影になりやすい．頭頂部も十分な線量投与がしづらい．比較的よく用いられるスタンフォード法では，立位で両上肢を体幹部から離し，全身脱衣に近い状態で6 方向から照射する（図5）．1 日3 方向，2 日かけて全方向を照射し週4 日の治療である．角膜を保護するため眼球内には鉛コンタクトを挿入しており，見えない状態で姿勢を保持しなければならない（図6）．さらにボーラスの役割として，アクリル板を体表面と線源の間に置くのが望ましい．頭頂部や会陰部，足底部は線量が低下するため追加で局所的に照射

する．毎回の治療には準備を含め1 時間程度を要する．立位保持が必要など患者負担は大きく，全身状態が良く体力がある患者でなければ治療は困難である．患者にも医療スタッフにも大変手間のかかる照射であることから，本邦では積極的に行う施設は限られる．皮膚表面に最大線量，皮膚表面から0.7～1 cm の深さで80％線量となることを目指す．

b）線　量

処方線量は8～36 Gy などであり，線量が高いほど高いCR 率を期待できる[7)]．標準的な処方線量は，30～36 Gy/20～36 回/6～10 週である．ただし近年，低線量での良好な局所コントロールとして，10～12 Gy での TSEBT の報告もなされている[8)～10)]．治療期間を短くし，副作用を低減し，将来的に再照射が必要となった場合にも安全な治療が可能となる．

c）治療成績

40 Gy 程度までは線量が高いほどCR 率を期待でき[7)]，30 Gy 以上のCR 率は40～90％，奏効率は95％以上である．T2～4 病変の10～30 Gy の低線量では，CR 率は約35％とやや劣った成績であったが，奏効率（CR＋PR）は95％以上であった．無増悪生存期間中央値は，30 Gy 以上ではT2 で約8 年，T3 で約3 年であるが，低線量でも同等の結果であった．ただし，10 Gy 未満では奏効率が劣るため，10 Gy 以上のほうが治療成績を期待できる．低線量 TSEB を施行し，その後再発で TSEB を再度行う場合も十分な治療効果は得られるものの，CR 率は初回よりも下がることが報告されている．

d）副作用

皮膚炎（紅斑，びらん，水疱，乾燥，色素沈着），無汗症，脱毛，唾液腺障害，指先の知覚異常，爪の脱落・変形，浮腫などが生じる．

再照射においては色素沈着や毛細血管拡張などが晩期障害として生じる．若年男性では不妊のリスクもある．10～12 Gy の低線量照射では，脱毛30～70％，皮膚の疼痛6～25％，浅い潰瘍や水疱3～15％，爪の異常10～45％，口腔乾燥5％などが

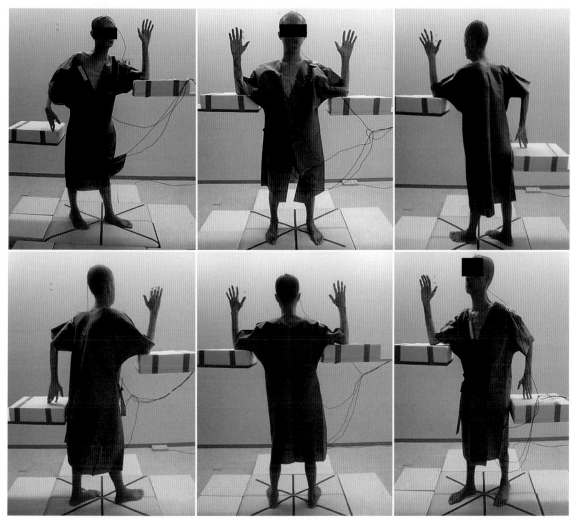

<table>
<tr><td>a</td><td>b</td><td>c</td></tr>
<tr><td>d</td><td>e</td><td>f</td></tr>
</table>

図 5. TSEB 療法

6 方向からの放射線治療. 1 日 3 方向, 2 日かけて全方向を照射する. 角膜を保護するために, 眼球内には鉛コンタクトを挿入(図 6)しており, 見えない状態でこの姿勢を保持する.

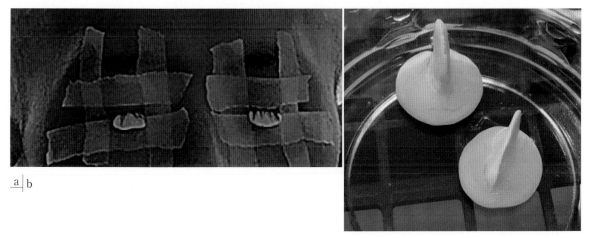

<table>
<tr><td>a</td><td>b</td></tr>
</table>

図 6. 鉛コンタクト

照射前に両眼に装着し, 角膜を保護して角膜潰瘍を防止する. 角膜からずれないようテープで固定する.

生じるが，いずれもグレード1～2であり軽度である．

原発性皮膚濾胞中心リンパ腫，節外性辺縁帯リンパ腫

孤発性もしくは数か所に限定した病変の場合，局所的放射線治療が行われる．原発性皮膚濾胞中心リンパ腫では，下肢に発生する脚型の場合は他部位に発生するものよりも予後不良であり，びまん性大細胞型B細胞リンパ腫と同様にR-CHOP療法に加えて放射線療法が行われる．

a）線量・治療成績

処方線量は，ILROGでは原発性皮膚濾胞中心リンパ腫，節外性辺縁帯リンパ腫ともに24～30 Gyとされている[1]．CR率はほぼ100％であり，照射野内コントロールは良好である．ただし，照射野外再発は約30％で認められる[11]．

姑息的・緩和的治療を用いる場合，4 Gy/2回/2日の低線量照射は有効である．CR率は75％，CR＋PRは86％であり，病変の大きさや厚みと治療成績に関連はない．CRとなった症例も，4割程度の症例では平均10か月で再治療が必要となる[5]．再照射の線量としては，20 Gy/8分割が用いられた報告がある[5]．

原発性皮膚未分化大細胞リンパ腫

局所制御についての報告が少なく適切な治療法が確立していないため，この組織型については様々な手法が用いられる．1～数個病変の場合に局所照射が用いられる．

a）照射法

病変部から照射野辺縁までのマージンは，0.5～5 cmとされる[11]~[15]が，EPRTC/ISCLでは1～1.5 cmあれば十分とされ，ILROGも同様である．病変の深度を測定し，それに見合うエネルギーを選択する．深さ方向のマージンも皮膚辺縁のマージンと同様であるが，骨や筋膜への浸潤がないと判断される場合には，それらの部位について深部マージンを減らしても良い．大抵は，電子線治療において6～9 MeVとなる．表面線量を十分確保するため，ボーラスを使用する．腫瘍が大きい場合などではX線を用い，腫瘍に対する線量分布を適切にするために，対向方向からの線量投与も行う．

b）線量・治療成績

線量についてのガイドラインはほとんどない．大規模データからのものでは，24～50 Gyが用いられている[16]．40 Gyが至適線量とする報告もある[17]．ILROGでは24～30 Gyが推奨されている．

CR率は95％で，30 Gy未満でも90％以上でCRを得られる．局所再発はほとんどないが，照射野外の皮膚からの再発は半数前後でみられる．ある報告では，5年原病生存率86％，5年無増悪生存率47％，皮膚・リンパ節外再発の5年累積発症率14％であった[18]．

原発性皮膚びまん性大細胞型B細胞リンパ腫，脚型

下肢に位置する腫瘍が急速に増大するタイプであり，病変が限局している場合には，R-CHOP後照射が行われる．化学療法を十分に行えない場合，照射単独，もしくはリツキシマブと照射併用とすることもある．

a）照射法

化学療法前の腫瘍があった部位に1～2 cmのマージンをつけたものが臨床的標的体積（clinical target volume；CTV）となる．6～9 MeVの電子線照射となることが多い．ボーラスを用いることが一般的である．線量分布を良好にするために，X線照射で二門照射とすることもある．

b）線量・治療成績

36～40 Gyが推奨される．化学療法が行われない場合は40 Gyが勧められる．

文　献

1) Specht L, Dabaja B, Illidge T, et al：International Lymphoma Radiation Oncology Group：Modern radiation therapy for primary cutaneous lym-

phomas：field and dose guidelines from the International Lymphoma Radiation Oncology Group. Modern radiation therapy for primary cutaneous lymphomas：field and dose guidelines from the International Lymphoma Radiation Oncology Group. *Int J Radiat Oncol Biol Phys*, **92**：32-39, 2015.

2）日本皮膚科学会/日本皮膚悪性腫瘍学会（編）：皮膚悪性腫瘍診療ガイドライン Ⅱ：皮膚リンパ腫, 日皮会誌：**25**(1)：5-75, 2015.

3）Micaily B, Miyamoto C, Kantor G, et al：Radiotherapy for unilesional mycosis fungoides. *Int J Radiat Oncol Biol Phys*, **42**：361-364, 1998.

4）Wilson LD, Kacinski BM, Jones GW：Local superficial radiotherapy in the management of minimal stage IA cutaneous T-cell lymphoma（Mycosis Fungoides）. *Int J Radiat Oncol Biol Phys*, **40**：109-115, 1998.

5）Neelis KJ, Schimmel EC, Vermeer MH, et al：Low-dose palliative radiotherapy for cutaneous B- and T-cell lymphomas. *Int J Radiat Oncol Biol Phys*, **74**：154-158, 2009.

6）Thomas TO, Agrawal P, Guitart J, et al：Outcome of patients treated with a single-fraction dose of palliative radiation for cutaneous T-cell lymphoma. *Int J Radiat Oncol Biol Phys*, **85**：747-753, 2013.

7）Hoppe RT, Fuks Z, Bagshaw MA：The rationale for curative radio-therapy in mycosis fungoides. *Int J Radiat Oncol Biol Phys*, **2**：843-851, 1977.

8）Harrison C, Young J, Navi D, et al：Revisiting low-dose total skin electron beam therapy in mycosis fungoides. *Int J Radiat Oncol Biol Phys*, **81**：e651-e657, 2011.

9）Hoppe RT, Harrison C, Tavallaee M, et al：Low-dose total skin elec-tron beam therapy as an effective modality to reduce disease burden in patients with mycosis fungoides：Results of a pooled analysis from 3 phase-Ⅱ clinical trials. *J Am Acad Dermatol*, **72**：286-292, 2015.

10）Kamstrup MR, Lindahl LM, Gniadecki R, et al：Low-dose total skin electron beam therapy as a debulking agent for cutaneous T-cell lym-

phoma：An open-label prospective phase Ⅱ study. *Br J Dermatol*, **166**：399-404, 2012.

11）Senff NJ, Hoefnagel JJ, Neelis KJ, et al：Results of radiotherapy in 153 primary cutaneous B-Cell lymphomas classified according to the WHO-EORTC classification. *Arch Dermatol*, **143**：1520-1526, 2007.

12）Eich HT, Eich D, Micke O, et al：Long-term efficacy, curative po-tential, and prognostic factors of radiotherapy in primary cutaneous B-cell lymphoma. *Int J Radiat Oncol Biol Phys*, **55**：899-906, 2003.

13）Kirova YM, Piedbois Y, Le Bourgeois JP：Radiotherapy in the man-agement of cutaneous B-cell lymphoma. Our experience in 25 cases. *Radiother Oncol*, **52**：15-18, 1999.

14）Smith BD, Glusac EJ, McNiff JM, et al：Primary cutaneous B-cell lymphoma treated with radiotherapy：A comparison of the European Organization for Research and Treatment of Cancer and the WHO classification systems. *J Clin Oncol*, **22**：634-639, 2004.

15）Senff NJ, Noordijk EM, Kim YH, et al：European Organization for Research and Treatment of Cancer and International Society for Cutaneous Lymphoma consensus recommendations for the manage-ment of cutaneous B-cell lymphomas. *Blood*, **112**：1600-1609, 2008.

16）Kempf W, Pfaltz K, Vermeer MH, et al：EORTC, ISCL, and USCLC consensus recommendations for the treatment of primary cutaneous CD30-positive lymphoproliferative disorders：Lymphomatoid pap-ulosis and primary cutaneous anaplastic large-cell lymphoma. *Blood*, **118**：4024-4035, 2011.

17）Yu JB, McNiff JM, Lund MW, et al：Treatment of primary cutaneous CD30 anaplastic large-cell lymphoma with radiation therapy. *Int J Radiat Oncol Biol Phys*, **70**：1542-1545, 2008.

18）Hapgood G, et al：Outcome of primary cutaneous anaplastic large cell lymphoma：a 20-year British Columbia Cancer Agency experience. *Br J Haematol*, **176**：234-240, 2016.

カラーアトラス 乳房外 Paget 病 —その素顔—

兵庫県立がんセンター　熊野公子・村田洋三／著

田中　勝（東京女子医科大学東医療センター皮膚科教授）

▶すごい本が出た！

これは只事ではない．まず驚くべきことが2つある．1つはこの本がたった1つの皮膚がんについて書かれた本であり，しかもそれが悪性黒色腫や悪性リンパ腫のようにメジャーな皮膚がんではなく，比較的マイナーな「乳房外 Paget 病」という疾患について書かれたものということだ．しかし実は，乳房外 Paget 病には，診断が遅れやすく，治療が広範囲に及び複雑で難しいなど，数多くの問題点が未だに残されている．まさに待望の1冊なのである．

そしてもう1つは，その著者が凄いのだ！兵庫県立がんセンターという1つの施設に所属する2人の皮膚科医の手によるものなのだが，その2人が本当に独創的な皮膚がんの大家「熊野・村田」である．作曲に例えると「レノン・マッカートニー」である．この2人の極めて深い洞察力に基づいた理論と，355例という圧倒的ともいえる症例数と長い間に培われた実際の経験により束ねられた強固なバックボーンを基盤とすることで，本書は本当にきめが細かいながらも1本の筋が通った構成となっている．そしてこの中には，病気の臨床像や病理のプレパラートが語りかけるものを見抜く力が，随所に惜しげも無く披露されている．

▶目次を読むと次々に読みたくなってしまう

この本の魅力は目次にも散りばめられている．なんと魅惑的なタイトルが並んでいることだろうか！まるで日頃私達の中でくすぶり続けている疑問を見透かされているかのように，知りたいことがそのまま目次として並んでいるので，とにかくどんどん読みたくなってしまうのである．

そして気になるポイントに目次から導かれるように入って行くと，明解な答えがそこにあるのである．そこでは謎に満ちた乳房外 Paget 病の素顔が晒され，「病態」「病変境界」「パンツ型紅斑」「切り出し」「手術の工夫」「鑑別」など，読み進むに連れて読者にさまざまな自信を与えてくれる本である．

▶皮膚がんと向き合うすべての医師必読の書

確かに，書かれている内容は「乳房外 Paget 病」という1つの疾患を題材にしたものなのだが，著者らが向き合ってきたのは，この疾患だけでないのは明らかである．だからこそ，すべての皮膚がんに関する疑問を解決する上で本書は普遍的な指針を暗示するものであり，本書から学ぶことは計り知れない．

▶本書の目的は多くの患者を苦しみから救うこと

医師に取って最も大切なことは，医学という強固な科学的基盤に立脚した知識を活用して患者をあらゆる種類の苦しみから救うことである．しかし，我々はその医学が万能ではないことを知っている．医師もまた万能ではなく，自らの限界を知らなくてはならない．だからこそ，その限界に近いところでできるだけのことをしなければならない．本書から得るものは単なる知識ではなく，皮膚がんに対する心構えである．

「カラーアトラス 乳房外 Paget 病 —その素顔—」

兵庫県立がんセンター　熊野公子・村田洋三／著

2015 年 5 月発行　B5 判　252 頁　定価（本体価格 9,000 円＋税）

ISBN：978-4-86519-212-4　C3047

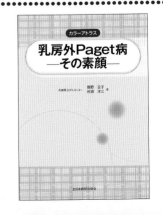

MB Derma, 291：73-78, 2020.

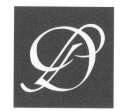

◆特集／いま学びたい 皮膚リンパ腫の診断と治療

菌状息肉症に対する化学療法・骨髄移植

伊豆津宏二*

Key words：皮膚 T 細胞リンパ腫(cutaneous T-cell lymphoma)，菌状息肉症(mycosis fungoides)，化学療法(chemotherapy)，同種移植(allogeneic transplantation)

Abstract 皮膚 T 細胞リンパ腫(CTCL)の進行期例，局所療法抵抗性の限局期例などで全身治療の適応が検討される．CTCL では細胞傷害性抗腫瘍薬の効果は一般的に不十分で，腫瘍縮小効果が得られても，一時的なことが多く，奏効が持続しない．このため，全身治療においては，インターフェロン，レチノイドや，ヒストン脱アセチル化酵素阻害薬，抗 CCR4 抗体，海外では抗 CD30 抗体薬物複合体などが優先される．細胞傷害性抗腫瘍薬では低用量メトトレキサート，ゲムシタビン単剤療法などが主な選択肢となる．多剤併用化学療法の対象は，治療抵抗性例，大細胞型形質転換例などに限定され，効果も不十分である．若年例を中心に，再発・治療抵抗性の進行期 CTCL の一部では同種移植が治療選択肢の 1 つである．移植片対リンパ腫効果に期待した治療であるが，前処置関連合併症，移植片対宿主病，感染症などのため治療関連死亡(無再発死亡)の可能性が他の治療と比較して高い．

はじめに

皮膚 T 細胞リンパ腫(cutaneous T-cell lymphoma；CTCL, 菌状息肉症・セザリー症候群)では，進行期(ステージⅡB〜Ⅳ)の患者，大細胞型形質転換(large-cell transformation)をきたした患者，ステージ I A〜ⅡA の患者のうち皮膚に対する局所治療やレチノイド，インターフェロンなどの全身療法に対して抵抗性の患者などで細胞傷害性抗腫瘍薬を用いた従来型の化学療法の適応が検討される．細胞傷害性抗腫瘍薬は，多剤併用療法を行っても CTCL に対する効果は限定的で，一般的に奏効率が低く，奏効期間も短い．このため，まずは単剤療法を用い，臨床的な効果があれば副作用が許容できる限り継続するのが一般的である．最近はヒストン脱アセチル化酵素(histone deacetylase；HDAC)阻害薬，抗 CD30 抗体薬物

複合体ブレンツキシマブ ベドチン(BV)，抗 CCR4 抗体モガムリズマブなどの従来の細胞傷害性抗腫瘍薬とは異なる作用機序の全身治療薬が治療選択肢に加わった．BV やモガムリズマブについては，従来の治療と比較する第 3 相試験の結果に基づいて承認が得られた(ただし CTCL に対する BV は日本では適応外)．これらの治療が奏効しない場合や，大きいリンパ節病変あるいは皮膚外臓器病変を伴う場合には，節性末梢性 T 細胞リンパ腫と同様に多剤併用化学療法の適応が検討される．本稿では，前半で細胞傷害性抗腫瘍薬を中心とする血液内科で用いられる可能性が高い CTCL に対する治療薬の臨床成績を紹介する．後半では CTCL に対する造血幹細胞移植の位置づけについて述べたい．

CTCL に対する化学療法

CTCL に対して血液内科で使われる可能性のある治療薬として，HDAC 阻害薬であるボリノスタット，ロミデプシンや，ゲムシタビン，低用量

* Koji IZUTSU, 〒104-0045 東京都中央区築地
　5-1-1　国立研究開発法人国立がん研究センター中央病院血液腫瘍科，科長

メトトレキサート（MTX），BV，モガムリズマブなどが挙げられる．CTCL に対する化学療法のうち，古くから使われている薬剤については臨床試験が行われていないものや，客観的な効果判定規準が作られる前に行われたものが多く，それぞれの報告の結果を単純に比較することは難しい．

1．低用量メトトレキサート

これまで CTCL に対して最も多く用いられてきた細胞傷害性抗腫瘍薬は MTX であろう．1996年に報告された後方視研究では紅皮症をきたした CTCL 患者 29 人に対して，奏効割合 58%，完全奏効割合 41%，治療成功期間中央値は 31 か月，生存期間中央値は 8.4 年，副作用による治療中止は 2 人のみであった[1]．同じグループが紅斑・局面期および腫瘍期の菌状息肉症に対する少量 MTX 療法の後方視研究の結果を報告している．60 人が紅斑・局面の範囲が皮膚の 10% 以上の T2 期で，いずれも局所療法を中心とする前治療が不成功となった患者であったが，奏効割合 33%，完全奏効割合 12%，治療成功期間中央値は 15 か月であった．一方，腫瘍期の患者 7 人のうち奏効例は 1 人のみであった．有害事象としては口腔粘膜炎が 17.4%，消化器毒性が 15.9%，骨髄抑制が 11.3% にみられたが，有害事象による治療中止は 69 人中 6 人と少なかった[2]．これらの報告では，MTX は主に経口投与で用いられ，中央値で週 1 回 25 mg，多くの場合，最大で 50 mg 投与されていた[2]．

2．ゲムシタビン

未治療 CTCL に対するゲムシタビン単剤療法の第 2 相試験では，主に菌状息肉症（TNM 分類で T3 または T4，全例が N0，M0）の患者を対象としてゲムシタビン 1,200 mg/m^2，1，8，15 日目，28日ごと，6 サイクルによる単剤療法が行われ，奏効割合は 75%，完全奏効割合は 22%，完全奏効例での奏効期間中央値は 10 か月であった．有害事象としては，グレード 3 の貧血が 3%，グレード 3以上の血小板減少症・好中球減少症がそれぞれ 12%，16% にみられたが，血液毒性は概して軽度

で，非血液毒性もグレード 3 以上の肝障害が 2 人にみられたのみであった[3]．

既治療 CTCL を対象としたゲムシタビン単剤療法の第 2 相試験は複数報告されている．イタリアからの報告では，菌状息肉症の患者 30 人，皮膚病変のみの末梢性 T 細胞リンパ腫（PTCL）の患者 14 人が対象で，中央値で 3 レジメンの前治療歴であった．ゲムシタビン 1,200 mg/m^2 が 1，8，15 日目，28 日ごとに 3 サイクル投与され，全体での奏効割合は 70% で，完全奏効割合は 11.5%，奏効割合は菌状息肉症と PTCL とで同様であった．奏効期間中央値は完全奏効例で 15 か月，部分奏効例で 10 か月であった[4][5]．米国で行われた別の第 2 相試験では，ゲムシタビン 1,000 mg/m^2，1，8，15 日目，28 日ごとに 6 サイクルまたはそれ以上継続された．この試験では，未分化大細胞型リンパ腫 2人と菌状息肉症の 25 人（病期 IB〜IVB）が対象で，前治療歴が中央値で 5 レジメンであった．奏効割合は 68%，完全奏効割合は 8% で，腫瘍期の菌状息肉症の 13 人中 7 人が奏効し，セザリー症候群の 11 人中 8 人が奏効した．グレード 3 以上の有害事象は，血液毒性として貧血が 3 人，血小板減少症が 5 人，白血球減少症が 6 人にみられ，非血液毒性では皮膚色素沈着が 5 人，トランスアミナーゼ増加が 2 人，筋肉痛・倦怠感が 1 人，敗血症が 1 人にみられた[6]．

3．ヒストン脱アセチル化酵素阻害薬

a）ボリノスタット

ボリノスタットは，経口の HDAC 阻害薬でクラス I，II 選択的 HDAC 阻害作用を有する．米国での第 2 相試験は，治療抵抗性 CTCL（ステージ IB〜IVA）の患者が対象で，グループ 1：ボリノスタット 400 mg，1 日 1 回，グループ 2：ボリノスタット 300 mg，1 日 2 回，3 日間・4 日間休薬，グループ 3：ボリノスタット 300 mg，1 日 2 回，14 日間・7 日間休薬，その後 200 mg，1 日 2 回連日投与の 3 種類の用法・用量が用いられ，いずれも疾患進行または不耐容となるまで継続された．合計 33 人が登録され，前治療歴の中央値は 5 ライ

ンであった．8人が部分奏効となり，奏効までの期間中央値は11.9か月，奏効期間中央値は15.1か月で，評価可能な31人中14人で瘙痒症の改善がみられた．最も頻度の高かった治療関連有害事象は倦怠感，血小板減少症，下痢，悪心で，頻度の高かったグレード3以上の治療関連有害事象は血小板減少症と脱水であった．3つの用法・用量のうち400 mg，1日1回投与が安全性プロファイルの点で最も優れていた[7]．

治療抵抗性CTCLを対象とした別の第2相試験では，ボリノスタット400 mg，1日1回が疾患進行または不耐容となるまで継続された．74人の患者が登録され，このうち61人は病期ⅡB以上，前治療歴中央値3ラインであった．全体での奏効割合は30%，病期ⅡB以上の患者でも30%で，病期ⅡB以上の患者での奏効までの期間中央値は56日，奏効期間中央値は未達であったが185日以上と推定された[8]．最も頻度が高かった有害事象は下痢(49%)，倦怠感(46%)，悪心(43%)，食欲不振(26%)で，多くのものがグレード1，2に留まっていた．グレード3以上の有害事象として倦怠感(5%)，肺塞栓症(5%)，血小板減少症(5%)，悪心(4%)がみられ，9人の患者が有害事象による治療中止を要した[8]．

b）ロミデプシン

ロミデプシンは静注のクラスⅠ選択的HDAC阻害薬で，ヒストンだけでなく他のタンパク質に対する脱アセチル化阻害作用を持つ．米国では2009年に1ライン以上の全身治療歴のあるCTCLに対するロミデプシン単剤療法が承認された．承認の根拠となったピボタル第2相試験では，CTCLのうち1ライン以上の全身治療歴のあるステージⅠB〜ⅣAの患者96人が対象で，そのうち71%の患者がステージⅡB以降の進行期で，前治療歴中央値は2ラインであった．主要評価項目の奏効割合は34%，完全奏効割合は6%，奏効までの期間の中央値は2か月，奏効期間中央値は15か月であった[9]．92%の患者で中等症〜重症の瘙痒症が治療前にみられたが，そのうち43%に臨床的

に有意義な瘙痒の改善がみられた．皮膚，血液，LNの病変に対して同様に効果がみられており，それぞれの部位での奏効割合は40%，32%，35%であった[9]．治療に関連した有害事象は一般的に軽度で，主に悪心・嘔吐・食欲不振・下痢などの消化器毒性，全身倦怠感(無力症)などがみられた．QTc延長が一部の患者にみられたが，制吐薬のためと考えられ，重大な心臓合併症には至らなかった[9]．

ロミデプシンは日本で再発・難治性PTCLに対して2017年に承認された．日本でのロミデプシンの承認の根拠となった海外第2相試験[10]と国内第1/2相試験[11]では，いずれも形質転換をきたした菌状息肉症が対象として選択基準に入っていたが，該当症例はそれぞれ1例，2例と少なく，形質転換をきたした菌状息肉症に対するロミデプシンの効果は明らかではない[11]．

4．ブレンツキシマブ ベドチン

BVは抗CD30抗体薬物複合体である．CD30陽性の菌状息肉症と皮膚原発未分化大細胞型リンパ腫の既治療例を対象として(登録例の76%は菌状息肉症)，BVと医師選択の治療(MTXまたはベキサロテン)のいずれかに無作為に割り付けられる第3相試験が行われ，主要評価項目である4か月以上持続する客観的奏効割合でBV群が優れていた[12]．このため，米国などの諸外国ではCD30陽性CTCLに対するBVが承認されている．BVの詳細についてはここでは省略する．

5．モガムリズマブ

抗CCR4抗体モガムリズマブは，既治療CTCL患者(ただし組織学的形質転換例は除外)を対象としてモガムリズマブとボリノスタットのいずれかに無作為に割り付けられる第3相試験が行われ，主要評価項目である無増悪生存期間でモガムリズマブが優れていたため[13]，CCR4発現にかかわらず再発・難治性のCTCLに対するモガムリズマブ単剤療法が日本・米国・欧州で承認された．モガムリズマブの詳細についてはここでは省略する．

6. 多剤併用化学療法

多剤併用化学療法は，節性リンパ腫に対する主たる治療選択肢であるが，CTCL に対しては一時的な奏効が得られるものの，奏効期間が短く，大細胞型形質転換例や，リンパ節病変や固形臓器の病変が目立つ場合以外は積極的に用いられないのが一般的である．

全身治療を受けた菌状息肉症・セザリー症候群患者（進行期が 53%）のデータベースに基づく後方視研究で，単剤化学療法または多剤併用化学療法での次治療開始までの期間（time to next treatment；TTNT）は中央値 3.9 か月で，インターフェロンや HDAC 阻害薬のそれ（8.7 か月，4.5 か月）と比較して短かった[14]．アントラサイクリンを含む多剤併用化学療法で特に TTNT が長いということでもなかった[14]．化学療法では骨髄抑制などに関連した感染症のリスクが伴うが，リスクに見合った効果が期待できない．

造血幹細胞移植

1. 造血幹細胞移植の種類

造血幹細胞移植は，自家移植と同種移植に大別される．自家移植は，あらかじめ患者自身の造血幹細胞を採取・凍結保存した後，数日間かけて骨髄破壊的の大量化学療法を行い，その後に造血幹細胞を解凍・輸注する治療で，大量化学療法による治療効果を狙った治療法である．しかし，CTCLに対する自家移植は，早期に再発をきたしてしまうため，ほとんど行われない．このため，CTCLに対する造血幹細胞移植は，実質的に同種移植のみが選択肢となる．同種移植は，典型的には主要組織適合抗原（HLA）適合の血縁者（主に同胞）からの移植片を用いて行うが，HLA 適合同胞ドナーがいない場合，骨髄バンクを介した非血縁者間骨髄（または末梢血幹細胞）移植や，臍帯血バンクを介した非血縁者間臍帯血移植，HLA 半合致の血縁者からの移植などが選択肢となる．同種移植に先立って行う前処置には，抗腫瘍効果を期待するとともに，患者自身の造血機能と免疫機能を抑制

し，移植片を受け入れる準備（拒絶の予防）をする役割がある．古典的な大量シクロホスファミド・全身放射線照射（12 Gy）や，大量シクロホスファミド・ブスルファンなどの骨髄破壊的前処置は，骨髄以外の様々な臓器への障害が強いため，55 歳以上の患者や臓器機能低下を有する患者では用いることができなかった．1990 年代の半ばよりミニ移植とも称される骨髄非破壊的前処置や，骨髄破壊的ではあるものの強度を減弱した前処置を用いた移植が開発され，広く応用されるようになった．これらの強度減弱前処置の開発によって，60 歳代の高齢者や一定の範囲の臓器障害・併存症を有する患者での同種移植が可能になってきた．

2. 同種移植のリスク・ベネフィット

同種移植は，移植片に由来する免疫細胞がリンパ腫細胞を非自己と認識して攻撃する，移植片対リンパ腫効果（graft-versus-lymphoma（GVL）effect）に期待した治療法である．一方，移植前処置関連毒性，移植片対宿主病（graft-versus-host disease；GVHD），感染症などにより治療関連死亡（非再発死亡）をきたすリスクがあり，治療関連死亡の割合は他の治療法と比較して高く，比較的リスクが低いと考えられる場合でも 20% 程度の割合で起こりうる．ミニ移植や強度減弱前処置による移植では，前処置関連毒性は軽減されるものの，GVHD や感染症の頻度が必ずしも低下しない．このため，ミニ移植・強度減弱前処置による同種移植でも，他の治療と比較すると治療関連死亡のリスクは格段に高い．一方，同種移植後の原病再発のリスクもある．一般的に前処置開始時の原病の腫瘍量が多い場合や化学療法感受性が低い場合には再発リスクが高い．このため，同種移植を予定する患者では他の全身治療・局所治療をまず行い，腫瘍が縮小した時点で地固め療法として同種移植を行うのが一般的である．CTCLに対する同種移植では，皮膚病変のため皮膚に由来する細菌感染症が問題になりやすい．

3. CTCL に対する同種移植のデータ

同種移植は，造血器腫瘍のなかでも生命予後が

不良と考えられる患者が対象となる．菌状息肉症/Sézary 症候群（MF/SS）は，一般的にリンパ腫のなかでは生命予後が良好であるが，進行期（ⅡB～Ⅳ期）の患者では診断後の生存期間中央値が1～5年とされ，特にⅣ期や，大細胞型形質転換をきたしている場合の生命予後は厳しい．進行期 MF/SS でも同種移植後，数年以上の無増悪生存を維持している症例や，同種移植後再発をきたした後，免疫抑制薬の中止とドナーリンパ球輸注により寛解に至った症例などが報告されており，MF/SS に対する GVL 効果の存在が示唆される．

European Society for Blood and Marrow Transplantation（EBMT）のレジストリデータの後方視研究では，1997～2007 年に行われた MF/SS（MF：36 人，SS：24 人）に対する同種移植の結果が解析されている[15)16)]．年齢中央値 46.5 歳（22～66 歳），TNM 病期は全例がⅡB 期以上，44人がⅣ期であった．ドナーは HLA 適合血縁者が45 人，非血縁者が 15 人で，前処置は 73%（44 人）で強度減弱前処置が用いられた．観察期間中央値36 か月の時点で，1 年生存割合は 66%，3 年生存割合は 54% であった．強度減弱前処置移植の患者では，骨髄破壊的前処置の場合と比較して非再発死亡割合が低いが，再発割合は変わらず，骨髄破壊的前処置を用いた場合よりも生存割合が高かった．一方，進行例（前治療歴 3 レジメン以上か全身治療に対して初回治療抵抗性）では再発率が高く，無増悪生存割合や生存割合が低かった[15)]．この報告の長期（中央値 7 年）の経過観察では，無再発死亡割合は 7 年で 22%，5 年無増悪生存割合，5 年全生存割合はそれぞれ 32%，46%，7 年ではそれぞれ 30%，44% であった．同種移植後の治療失敗の原因としては原病の再発・再燃が多く，27 人（45%）の患者が移植後 3.8 か月（中央値）で再発・再燃をきたした．一方，移植後 2 年以降の再発は2 人にとどまった．移植後再発例のうち 8 人ではドナーリンパ球輸注や他のサルベージ治療などにより移植後 8 年（中央値）経過後も生存しており，MF/SS に対する GVL 効果の存在が示唆される[16)]．

Center for the International Blood and Marrow Transplant（CIBMTR）の後方視研究では，2000～2009 年に行われた MF/SS に対する同種移植129 例について解析された．83 人（64%）が骨髄非破壊的前処置または強度減弱前処置による移植であった．年齢中央値は強度減弱前処置の患者で51 歳，骨髄破壊的移植の患者で 44 歳，診断から移植までの期間はそれぞれ 36 か月，20 か月であった．原病についてのより詳細なデータがある 52 人のうち 48% は 4 レジメン以上の前治療歴があった．129 人全体での非再発死亡割合は 1 年で 19%，5 年で 22%，再発割合は 1 年で 50%，5 年で 61% であった．無増悪生存割合は 1 年で 31%，5 年で17%，全生存割合はそれぞれ 54%，32% であった[17)]．この CIBMTR の後方視研究では前処置の強度による移植後の予後の差はみられなかった．

米国 MD Anderson Cancer Center より前向き試験ではないものの，比較的統一された移植方法により MF/SS に対して同種移植を行った症例シリーズが報告されている[18)]．同施設では前処置として主にフルダラビン・メルファランによる強度減弱前処置を用い，非血縁者間移植や不適合移植では抗胸腺細胞グロブリン（anti-thymocyte globulin；ATG）も併用された．移植時の年齢中央値は51.5 歳，前治療歴 6 レジメン（中央値）で，移植前治療の効果は完全奏効が 15%，部分奏効が 60% であった．対象患者全体の 2 年無再発死亡割合は16.7% で，移植後の 4 年生存割合，無増悪生存割合はそれぞれ 51%，26% で，SS で大細胞型形質転換をきたしていない患者ではそれ以外の患者のそれと比較して無増悪生存割合が良好（52.4% vs 9.9%）であった．なお，この報告の対象となった患者の 89% では前処置開始前に全身皮膚電子線照射療法（TBSEB）が行われ，そのうち 60% がTBSEB により皮膚病変が完全奏効となっていた[18)] ことから，移植直前の原病コントロールに寄与していたと考えられる．

文 献

1) Zackheim HS, Kashani-Sabet M, Hwang ST : Low-dose methotrexate to treat erythrodermic cutaneous T-cell lymphoma : results in twenty-nine patients. *J Am Acad Dermatol*, **34**(4) : 626-631, 1996.

2) Zackheim HS, Kashani-Sabet M, McMillan A : Low-dose methotrexate to treat mycosis fungoides : a retrospective study in 69 patients. *J Am Acad Dermatol*, **49**(5) : 873-878, 2003.

3) Marchi E, Alinari L, Tani M, et al : Gemcitabine as frontline treatment for cutaneous T-cell lymphoma : phase II study of 32 patients. *Cancer*, **104**(11) : 2437-2441, 2005.

4) Zinzani PL, Baliva G, Magagnoli M, et al : Gemcitabine treatment in pretreated cutaneous T-cell lymphoma : experience in 44 patients. *J Clin Oncol*, **18**(13) : 2603-2606, 2000.

5) Zinzani PL, Venturini F, Stefoni V, et al : Gemcitabine as single agent in pretreated T-cell lymphoma patients : evaluation of the long-term outcome. *Ann Oncol*, **21**(4) : 860-863, 2010.

6) Duvic M, Talpur R, Wen S, et al : Phase II evaluation of gemcitabine monotherapy for cutaneous T-cell lymphoma. *Clin Lymphoma Myeloma*, **7**(1) : 51-58, 2006.

7) Duvic M, Talpur R, Ni X, et al : Phase 2 trial of oral vorinostat(suberoylanilide hydroxamic acid, SAHA) for refractory cutaneous T-cell lymphoma(CTCL). *Blood*, **109**(1) : 31-39, 2007.

8) Olsen EA, Kim YH, Kuzel TM, et al : Phase II b multicenter trial of vorinostat in patients with persistent, progressive, or treatment refractory cutaneous T-cell lymphoma. *J Clin Oncol*, **25**(21) : 3109-3115, 2007.

9) Whittaker SJ, Demierre MF, Kim EJ, et al : Final results from a multicenter, international, pivotal study of romidepsin in refractory cutaneous T-cell lymphoma. *J Clin Oncol*, **28**(29) : 4485-4491, 2010.

10) Coiffier B, Pro B, Prince HM, et al : Results from a pivotal, open-label, phase II study of romidepsin in relapsed or refractory peripheral T-cell lymphoma after prior systemic therapy. *J Clin Oncol*, **30**(6) : 631-636, 2012.

11) Maruyama D, Tobinai K, Ogura M, et al : Romidepsin in Japanese patients with relapsed or refractory peripheral T-cell lymphoma : a phase I / II and pharmacokinetics study. *Int J Hematol*, **106**(5) : 655-665, 2017.

12) Prince HM, Kim YH, Horwitz SM, et al : Brentuximab vedotin or physician's choice in CD30-positive cutaneous T-cell lymphoma(ALCANZA) : an international, open-label, randomised, phase 3, multicentre trial. *Lancet*, **390**(10094) : 555-566, 2017.

13) Kim YH, Bagot M, Pinter-Brown L, et al : Mogamulizumab versus vorinostat in previously treated cutaneous T-cell lymphoma(MAVORIC) : an international, open-label, randomised, controlled phase 3 trial. *Lancet Oncol*, **19**(9) : 1192-1204, 2018.

14) Hughes CF, Khot A, McCormack C, et al : Lack of durable disease control with chemotherapy for mycosis fungoides and Sézary syndrome : a comparative study of systemic therapy. *Blood*, **125**(1) : 71-81, 2015.

15) Duarte RF, Canals C, Onida F, et al : Allogeneic hematopoietic cell transplantation for patients with mycosis fungoides and Sézary syndrome : a retrospective analysis of the Lymphoma Working Party of the European Group for Blood and Marrow Transplantation. *J Clin Oncol*, **28**(29) : 4492-4499, 2010.

16) Duarte RF, Boumendil A, Onida F, et al : Long-term outcome of allogeneic hematopoietic cell transplantation for patients with mycosis fungoides and Sézary syndrome : a European society for blood and marrow transplantation lymphoma working party extended analysis. *J Clin Oncol*, **32**(29) : 3347-3348, 2014.

17) Lechowicz MJ, Lazarus HM, Carreras J, et al : Allogeneic hematopoietic cell transplantation for mycosis fungoides and Sézary syndrome. *Bone Marrow Transplant*, **49**(11) : 1360-1365, 2014.

18) Hosing C, Bassett R, Dabaja B, et al : Allogeneic stem-cell transplantation in patients with cutaneous lymphoma : updated results from a single institution. *Ann Oncol*, **26**(12) : 2490-2495, 2015.

MB Derma, 291：79-83, 2020.

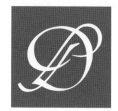

◆特集／いま学びたい 皮膚リンパ腫の診断と治療

皮膚リンパ腫の新しい治療

濱田利久*

Key words：皮膚 T 細胞リンパ腫(cutaneous T-cell lymphoma)，末梢性 T 細胞リンパ腫(peripheral T-cell lymphoma)，分子標的薬(molecular target drug)，HDAC 阻害薬(HDAC inhibitor)，菌状息肉症(mycosis fungoides)

Abstract いわゆる免疫チェックポイント治療薬の実用化以降，医学領域では"IO (Immuno-Oncology)therapy"の話題に事欠かない．時代は令和となり，がん関連遺伝子パネル検査が保険診療に導入され，造血系腫瘍の分野では遺伝子工学を駆使したチサゲンルクロイセルの PMDA 承認もあり，がん診療・がん治療の進展は隔世の感がある．皮膚リンパ腫に目を向けると，ここまでの急速な進展はないものの，皮膚 T 細胞リンパ腫および近縁と考えられる末梢性 T 細胞リンパ腫の分野で複数の新規治療薬が登場し，治療選択の幅が広がりつつある．これら新規治療薬は投薬経路のみならず，作用機序も個々に異なるために，使用する前の腫瘍細胞の性質のチェック，臨床病期や後治療への配慮，独特な副作用についても十分な理解が必要になる．本稿では主に末梢性 T 細胞リンパ腫の新規治療薬について解説し，加えて現在開発中の薬剤についても紹介させていただく．

はじめに

皮膚リンパ腫は本邦での罹患患者数が年間 380 人程度と，大変希少な疾患である[1]．このなかで約半数を占める菌状息肉症を除くと，さらにマイナーな病型単位の集団であり，新規治療薬開発の足枷になっている．一方で，節外性リンパ腫の一群でもあるので，皮膚リンパ腫以外に承認されている薬剤が有用である可能性も想定される．

国外へ目を向けると，本邦では皮膚 T 細胞リンパ腫に適応のない複数の薬剤が，米国 FDA などで承認され実臨床で使用されている．この他にも様々なレベルでの臨床研究を含めると，複数の薬剤が皮膚 T 細胞リンパ腫に対して有用であるというデータや可能性が示されつつある．本稿では，主に末梢性 T 細胞リンパ腫に対して有用性が示されている新規薬剤について紹介させていただく．これらのいくつかの薬剤については，企業治

験だけでなく医師主導治験として，皮膚 T 細胞リンパ腫に対して開発が進んでおり，数年先には現状よりもさらに多くの薬剤が保険診療内で使用可能になるものと考えられる．

末梢性 T 細胞リンパ腫に適応のある新規薬剤

表1に表示した薬剤は，ここ数年で末梢性 T 細胞リンパ腫および未分化大細胞リンパ腫に対し，本邦(PMDA)で承認された薬剤である．本邦では，モガムリズマブが皮膚 T 細胞リンパ腫に適応を取得しているが，これ以外の4薬剤は未承認である．

1．ブレンツキシマブ ベドチン

再発性・治療抵抗性のホジキンリンパ腫および未分化大細胞リンパ腫に対して承認された薬剤．CD30 分子を標的とした分子標的薬で，抗 CD30 抗体に抗腫瘍薬であるモノメチルオーリスタチン E をリンカーで結合することより，CD30 を発現している腫瘍細胞にエンドサイトーシスで細胞内に取り込まれ，抗腫瘍効果を発揮する．海外Ⅲ相

* Toshihisa HAMADA，〒760-0017 高松市番町 4-1-3 高松赤十字病院皮膚科，部長

表 1. 末梢性 T 細胞リンパ腫，未分化大細胞リンパ腫に承認された新薬

	モガムリズマブ	ブレンツキシマブ ベドチン	ロミデプシン	フォロデシン	プララトレキサート
種 類	CCR4 分子標的薬	CD30 分子標的薬	HDAC 阻害薬	PNP 阻害薬	葉酸拮抗薬
対象患者	再発性 CCR4＋PTCL	再発・難治性 CD30＋ALCL	再発・難治性 PTCL	再発・難治性 PTCL	再発・難治性 PTCL

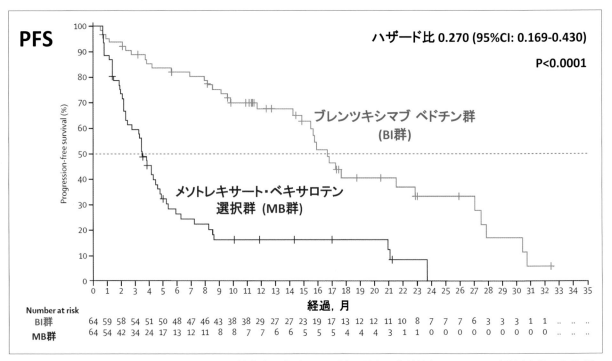

図 1. ブレンツキシマブ ベドチンの CD30 陽性皮膚 T 細胞リンパ腫に対する有効性（ALCANZA 試験）（文献 2 を改変）
PFS：無増悪生存率，％

試験では，治療抵抗性 CD30 陽性菌状息肉症および原発性皮膚未分化大細胞リンパ腫患者 128 人に対して，ブレンツキシマブ ベドチン（BI）群 64 人と，ベキサロテンかメソトレキサート選択群 64 人で群間比較し，4 か月間の奏効率である ORR4 と無増悪生存率で BI 群が有意に上回った（図1）[2]．頻度の高い有害事象は，モノメチルオーリスタチン E による末梢神経障害で，BI 群の 67％に認められ，グレード 3 の末梢神経障害は 9％であった．本邦でも 2019 年から医師主導治験として多施設共同で，CD30 陽性皮膚 T 細胞リンパ腫などの患者に対して臨床試験が開始されている．

2．フォロデシン

プリンヌクレオシドリン酸化酵素阻害薬．核酸合成に作用し，主に T 細胞リンパ腫に対して抗腫瘍効果を発揮する．海外 II 相試験で再発性・治療抵抗性の皮膚 T 細胞リンパ腫患者 101 人を対象

に，1 日 200 mg の内服にて 11 人（11％）が奏効を得た[3]．本邦で末梢性 T 細胞リンパ腫患者に対して行われた多施設共同 I / II 相試験は，1 日用量 600 mg（1 日 2 回内服）で施行され，II 相試験群の 41 人について，奏効率 25％，無増悪生存期間と全生存期間の中央値はそれぞれ，1.9 および 15.6 か月であった．グレード 3 以上の有害事象は，リンパ球数減少（96％），白血球数減少（42％），好中球数減少（35％）と，血液毒性が高頻度であった[4]．2017 年に末梢性 T 細胞リンパ腫に対して本邦で承認されている．前述の皮膚 T 細胞リンパ腫に対する臨床研究は低用量での検討であり，末梢性 T 細胞リンパ腫の承認用量での治療効果は，大きく改善する可能性もある．

3．プララトレキサート

メソトレキサートの構造類似体で，ジヒドロ葉酸還元酵素を競合阻害し，核酸合成や葉酸の細胞

表 2. HDAC 阻害薬の系統的分類

Class	HDACi	対応する HDAC
ヒドロキサム酸 hydroxamic acids	**Vorinostat**	pan
	Panabiostat	pan
	Belinostat	pan
	Givinostat	pan
	Resminostat	pan
	Abexinostat	pan
	Quisinostat	pan
	Rocilinostat	II
	Practinostat	I, II, IV
	Trichostatin A	pan
	CHR-3996	I
短鎖脂肪酸 short chain fatty acids	Valproic acid	I, IIa
	Butyric acid	I, II
	Phenylbutyric acid	I, II
ベンズアミド benzamides	Entinostat	I
	Tacedinaline	I
	Mocetinostat	I
	4SC202	I, IV
環状テトラペプチド cyclic tetrapeptides	**Romidepsin**	I
sirtuins inhibitors	Nicotinamide	III
	EX-527	SIRT1, 2
	Sirtinol	SIRT1, 2
	Cambinol	SIRT1, 2

内への輸送を抑制することで抗腫瘍効果を発揮する. 治療抵抗性皮膚 T 細胞リンパ腫患者 54 人(菌状息肉症 38 人, セザリー症候群 15 人, 原発性皮膚未分化大細胞リンパ腫 1 人)に対する海外 I / II 相試験で, 奏効率 45% であった. またこの試験では前治療にメソトレキサート抵抗性の患者 13 人がエントリーしていて, 6 人(46%)に奏効を得たと報告している. 副作用としてグレード 3 の口内炎が 17% であった[5].

本邦では, 再発性・治療抵抗性末梢性 T 細胞リンパ腫に対して I / II 相試験が行われた. 30 mg/m^2 の用量で投薬され, 奏効率 45%, 無増悪生存期間の中央値 150 日であった. 口内炎が 88% と高頻度で認められ, グレード 3 以上の有害事象は, リンパ球数減少(52%), 血小板数減少(40%), 白血球数減少(28%)などであった[6]. 2017 年に末梢性 T 細胞リンパ腫に対して本邦で承認されている.

また海外では, ベキサロテンとの併用も行われており, 再発性・治療抵抗性皮膚 T 細胞リンパ腫に対する I / II 相試験で奏効率 60% と報告されている[7]. この他にも, 末梢性 T 細胞リンパ腫を含む再発性・治療抵抗性悪性リンパ腫に対する I 相試験で, 後述のロミデプシンとの併用試験も行われており, サブグループ解析で末梢性 T 細胞リンパ腫では奏効率 71% を得たと報告されている[8]. プララトレキサートは単剤だけでなく, 他治療薬との併用についても有望と思われる.

4. ロミデプシン

HDAC 阻害薬で, ボリノスタットや後述のベリノスタット, レスミノスタット, パノビノスタットがヒドロキサム酸に属するのに対し, ロミデプシンは環状テトラペプチドに属する(表2). Class I HDAC に選択性があり, 特に HDAC1 の抑制効果が高い[9]. 臨床病期 IB 以上の皮膚 T 細胞リンパ腫患者 96 人による海外 II 相試験で, 奏効率 34%, 奏効前期間 2 か月, 奏効期間の中央値 150 日であった. また 43% に瘙痒の改善を認めている[10].

本邦では, 再発性・治療抵抗性末梢性 T 細胞リンパ腫および皮膚 T 細胞リンパ腫に対して I / II 相試験が行われ, 40 人の末梢性 T 細胞リンパ腫に対して施行された II 相試験では, 奏効率 43%, 無増悪生存期間の中央値 5.6 か月であった. グレード 3 以上の有害事象は, リンパ球数減少(74%), 好中球数減少(54%), 白血球数減少(46%), 血小板数減少(38%)と血液毒性が主な副作用であった[11]. 2018 年に末梢性 T 細胞リンパ腫に対して本邦で承認された.

現在開発中の薬剤

次に, 皮膚 T 細胞リンパ腫に対して, 本邦で現在開発中の薬剤について紹介する.

1. デニロイキン ディフティトックス

抗 CD25 抗体にジフテリア毒素を結合した分子

標的薬．腫瘍に発現するインターロイキン2受容体α鎖(CD25分子)に結合し，エンドサイトーシスで細胞内に取り込まれて，毒素による抗腫瘍作用がもたらされる．海外Ⅲ相試験で，治療抵抗性CD25陽性皮膚T細胞リンパ腫患者144人を対象に，プラセボと用量の異なる3群で評価を行い，奏効率と無増悪生存期間は，プラセボ，低用量群($9\mu g/kg/d$)，高用量群($18\mu g/kg/d$)でそれぞれ，16%，38%，49%および124日，794日，974日以上であった[12]．奏効率と無増悪生存期間はともに，薬剤群がプラセボ群を有意に上回ったと報告されている．純度を改善した化合物による臨床試験(E7777)が，皮膚T細胞リンパ腫および末梢性T細胞リンパ腫に対して施行され，研究期間は既に終了している．現在，承認申請待ちの状況である．

2. レスミノスタット

HDAC1, 3, 6を選択的に阻害するHDAC阻害薬で，前述のロミデプシンと同様にヒドロキサム酸に属する(表2)．欧米では肝細胞癌やホジキンリンパ腫に希少疾病用薬として承認されている．現在，本邦も含めて皮膚T細胞リンパ腫に対する多施設共同Ⅱ相試験が進行中である．これまでに皮膚T細胞リンパ腫に対する臨床研究は施行されておらず，奏効率などのデータは存在しない．

3. その他の薬剤

HDAC阻害薬では，上述のほかにパノビノスタットとベリノスタットが多発性骨髄腫および末梢性T細胞リンパ腫に対して，それぞれ米国FDAで承認されている．パノビノスタットは，海外Ⅱ相試験で治療抵抗性皮膚T細胞リンパ腫患者139人に投薬され，奏効率17.3%であった[13]．ベリノスタットは，再発性・治療抵抗性末梢性T細胞リンパ腫および皮膚T細胞リンパ腫に対する海外Ⅱ相試験で，29人の皮膚T細胞リンパ腫患者に投薬され，奏効率14%であった[14]．

この他にも，本邦で他疾患に適応のある複数の薬剤が，皮膚T細胞リンパ腫に対しても臨床研究が施行されているので紹介する．サリドマイド誘導体のレナリドミドは，多発性骨髄腫のほか，5番染色体長腕部欠失を伴う骨髄異形成症候群および再発・難治性成人T細胞白血病リンパ腫に承認されている．海外Ⅱ相試験において治療抵抗性菌状息肉症・セザリー症候群患者(臨床病期IB以上)32人を対象として，奏効率28%を得ている[15]．プロテアソーム阻害薬であるボルテゾミブは，多発性骨髄腫のほか，マントル細胞リンパ腫と原発性マクログロブリン血症およびリンパ形質細胞リンパ腫に承認されている．再発性・治療抵抗性菌状息肉症患者10人と末梢性T細胞リンパ腫患者2人を対象とし，菌状息肉症患者では70%の奏効率を得ている[16]．

mTOR阻害薬のエベロリムス，免疫チェックポイント阻害薬のニボルマブ，ホスファチジルイノシトール3キナーゼ(PI3K)阻害薬のデュベリシブ，KIR3DL2モノクローナル抗体であるIPH4102など，様々な作用機序を持った複数の薬剤について，Ⅰ/Ⅱ相試験の段階までのものが多いが，皮膚T細胞リンパ腫患者に対しても臨床研究が施行されている．

おわりに

進行期の菌状息肉症やセザリー症候群を代表とする皮膚T細胞リンパ腫に対する治療薬は，近年その数を徐々に増やしつつある．また近縁と考えられる末梢性T細胞リンパ腫においても，様々な機序の治療薬が新規に参入しつつあり，その一部は皮膚T細胞リンパ腫においても有用である可能性がある．分子標的薬については適用となる患者群をある程度想定可能であるが，HDAC阻害薬をはじめ複数機序の多様な治療薬の登場は，治療選択に明確な基準を設定しにくい側面を併せ持つことになる．また，臨床研究で得られた奏効率などの有効性指標をみると，それほど高い効果を望めない治療薬もあり，今後は患者群の層別化が治療薬選択に対して重要になるものと思われる．また，従来の殺細胞性抗がん治療薬とは異なって，個々の薬剤の作用機序や特性を背景に様々な副作

用を生じうる．そのために，治療薬選択に際して副作用のマネジメントにもあらかじめ気をつけておく必要がある．一方で，複数機序の薬剤の参入は，併用療法による有効性向上も期待できるので，臨床研究のより一層の推進が皮膚リンパ腫の分野でも求められている．

文　献

1) Hamada T, Iwatsuki K : Cutaneous lymphoma in Japan : a nationwide study of 1733 patients. *J Dermatol*, **41** : 3-10, 2014.

2) Prince HM, Kim YH, Horwitz SM, et al : Brentuximab vedotin or physician's choice in CD30-positive cutaneous T-cell lymphoma (ALCANZA) : an international, openlabel, randomised, phase 3, multicentre trial. *Lancet*, **390** : 555-566, 2017.

3) Dummer R, Duvic M, Scarisbrick J, et al : Final results of a multicenter phase Ⅱ study of the purine nucleoside phosphorylase (PNP) inhibitor forodesine in patients with advanced cutaneous T-cell lymphomas (CTCL) (Mycosis fungoides and Sézary syndrome). *Ann Oncol*, **25** : 1807-1812, 2014.

4) Maruyama D, Tsukasaki K, Uchida T, et al : Multicenter phase 1/2 study of forodesine in patients with relapsed peripheral T cell lymphoma. *Ann Hematol*, **98** : 131-142, 2019.

5) Horwitz SM, Kim YH, Foss F, et al : Identification of an active, well-tolerated dose of pralatrexate in patients with relapsed or refractory cutaneous T-cell lymphoma. *Blood*, **119** : 4115-4122, 2012.

6) Maruyama D, Nagai H, Maeda Y, et al : Phase I / Ⅱ study of pralatrexate in Japanese patients with relapsed or refractory peripheral T-cell lymphoma. *Cancer Sci*, **108** : 2061-2068, 2017.

7) Duvic M, Kim YH, Zinzani PL, et al : Results from a Phase I / Ⅱ Open-Label, Dose-Finding Study of Pralatrexate and Oral Bexarotene in Patients with Relapsed/Refractory Cutaneous T-cell Lymphoma. *Clin Cancer Res*, **23** : 3552-3556, 2017.

8) Amengual JE, Lichtenstein R, Lue J, et al : A phase 1 study of romidepsin and pralatrexate reveals marked activity in relapsed and refractory T-cell lymphoma. *Blood*, **131** : 397-407, 2018.

9) Bradner JE, West N, Grachan ML, et al : Chemical phylogenetics of histone deacetylases. *Nat Chem Biol*, **6** : 238-243, 2010.

10) Whittaker SJ, Demierre MF, Kim EJ, et al : Final results from a multicenter, international, pivotal study of romidepsin in refractory cutaneous T-cell lymphoma. *J Clin Oncol*, **28** : 4485-4491, 2010.

11) Maruyama D, Tobinai K, Ogura M, et al : Romidepsin in Japanese patients with relapsed or refractory peripheral T-cell lymphoma : a phase I / Ⅱ and pharmacokinetics study. *Int J Hematol*, **106** : 655-665, 2017.

12) Prince HM, Duvic M, Martin A, et al : Phase Ⅲ placebo-controlled trial of denileukin diftitox for patients with cutaneous T-cell lymphoma. *J Clin Oncol*, **28** : 1870-1877, 2010.

13) Duvic M, Dummer R, Becker JC, et al : Panobinostat activity in both bexarotene-exposed and -naïve patients with refractory cutaneous T-cell lymphoma : results of a phase Ⅱ trial. *Eur J Cancer*, **49** : 386-394, 2013.

14) Foss F, Advani R, Duvic M, et al : A Phase Ⅱ trial of Belinostat (PXD101) in patients with relapsed or refractory peripheral or cutaneous T-cell lymphoma. *Br J Haematol*, **168** : 811-819, 2015.

15) Querfeld C, Rosen ST, Guitart J, et al : Results of an open-label multicenter phase 2 trial of lenalidomide monotherapy in refractory mycosis fungoides and Sézary syndrome. *Blood*, **123** : 1159-1166, 2014.

16) Zinzani PL, Musuraca G, Tani M, et al : Phase Ⅱ trial of proteasome inhibitor bortezomib in patients with relapsed or refractory cutaneous T-cell lymphoma. *J Clin Oncol*, **25** : 4293-4297, 2007.

2019-2020
日本医書出版協会・認定書店一覧

　日本医書出版協会では下記書店を医学書の専門店・販売店として認定しております。本協会認定証のある書店では，医学・看護書に関する専門的知識をもった経験豊かな係員が皆様のご購入に際して，ご相談やお問い合わせに応えさせていただきます。
　また正確で新しい情報を常にキャッチし，見やすい商品構成などにも心がけて皆様をお迎えいたします。医学書・看護書をご購入の際は，お気軽に，安心して認定店をご利用賜りますようご案内申し上げます。

■ 認定医学書専門店

＊医学書専門店の全店舗(本・支店, 営業所, 外商部)が認定店です。

北海道	東京堂書店	東 京	文光堂書店	愛 知	大竹書店	広 島	井上書店
	昭和書房		医学堂書店	三 重	ワニコ書店	山 口	井上書店
宮 城	アイエ書店		稲垣書店	京 都	辻井書院	徳 島	久米書店
山 形	髙陽堂書店		文進堂書店	大 阪	関西医書	福 岡	九州神陵文庫
栃 木	廣川書店	神奈川	鈴文堂		ワニコ書店	熊 本	金龍堂
	大学書房	長 野	明倫堂書店	兵 庫	神陵文庫	宮 崎	田中図書販売
群 馬	廣川書店	新 潟	考古堂書店	奈 良	奈良栗田書店		
千 葉	志学書店		西村書店	島 根	島根井上書店		
東 京	明文館書店	静 岡	ガリバー	岡 山	泰山堂書店		

■ 認定医学書販売店

北海道	丸善雄松堂	東 京	丸善雄松堂	愛 知	丸善雄松堂
	・札幌営業部		・首都圏医療営業部		・名古屋医療営業部
	紀伊國屋書店		オリオン書房	京 都	大垣書店
	・札幌本店		・ノルテ店		・イオンモールKYOTO店
岩 手	東山堂	神奈川	有隣堂	大 阪	紀伊國屋書店
	・外商部		・本店医学書センター		・梅田本店
	・北日本医学書センター		・書籍外商部医書営業課		・グランフロント大阪店
宮 城	丸善		・医学書センター北里大学病院店		ジュンク堂書店
	・仙台アエル店		・横浜駅西口店医学書センター		・大阪本店
	丸善雄松堂		丸善		MARUZEN&ジュンク堂書店
	・仙台営業部		・ラゾーナ川崎店		・梅田店
秋 田	加賀谷書店	富 山	中田図書販売	香 川	宮脇書店
	・外商部		・本店		・本店
福 島	岩瀬書店		・外商部		・外商部
	・外商センター		・富山大学杉谷キャンパス売店		・香川大学医学部店
	・富久山店	石 川	明文堂書店	愛 媛	新丸三書店
茨 城	ACADEMIA		・金沢ビーンズ		・本店／外商部
	・イーアスつくば店	福 井	勝木書店		・愛媛大学医学部店
埼 玉	佃文教堂		・外商部	高 知	金高堂
東 京	三省堂書店		・福井大学医学部売店		・本店
	・神保町本店	静 岡	谷島屋		・外商センター
	ジュンク堂書店		・浜松本店		・高知大学医学部店
	・池袋本店		・浜松医科大学売店	福 岡	丸善雄松堂
	紀伊國屋書店		吉見書店		・福岡営業部
	・新宿本店新宿医書センター		・外商部		ジュンク堂書店
	丸善	愛 知	三省堂書店		・福岡店
	・丸の内本店		・名古屋本店	沖 縄	ジュンク堂書店
					・那覇店

2019.06作成

JMPA
japan medical publishers association

一般社団法人
日本医書出版協会
https://www.medbooks.or.jp/

〒113-0033
東京都文京区本郷5-1-13 KSビル7F
TEL (03)3818-0160　FAX (03)3818-0159

第 46 回日本医学脱毛学会学術集会

会　期：2020 年 2 月 16 日（日）　10：00〜16：00
会　頭：堀内祐紀（秋葉原スキンクリニック院長）
会　場：東京国際フォーラム B5
テーマ：医学脱毛の輪をつなぐ

問い合わせ：学会事務局　堀内祐紀（秋葉原スキンクリ
　　　　　　　ニック）
　　　〒 101-0021　東京都千代田区外神田 4-6-7
　　　カンダエイトビル 2，3F
　　　TEL：03-3256-1213　FAX：03-3256-1216
　　　Mail：info@akihabara-skin.com

なお，学会関連行事として，2 月 15 日（土）12：00〜17：
00 に秋葉原スキンクリニックにて，レーザーデモンスト
レーション，針脱毛講習会を開催いたします．

FAXによる注文・住所変更届け

　毎度ご購読いただきましてありがとうございます．

　読者の皆様方に小社の本をより確実にお届けさせていただくために，FAXでのご注文・住所変更届けを受けつけております．この機会に是非ご利用ください．

◎ご利用方法

　FAX専用注文書・住所変更届けは，そのまま切り離してFAX用紙としてご利用ください．また，注文の場合手続き終了後，ご購入商品と郵便振替用紙を同封してお送りいたします．**代金が5,000円をこえる場合，代金引換便とさせて頂きます．**その他，申し込み・変更届けの方法は電話，郵便はがきも同様です．

◎代金引換について

　本の代金が5,000円をこえる場合，代金引換とさせて頂きます．配達員が商品をお届けした際に，現金またはクレジットカード・デビットカードにて代金を配達員にお支払い下さい(本の代金＋消費税＋送料)．(※年間定期購読と同時に5,000円をこえるご注文を頂いた場合は代金引換とはなりません．郵便振替用紙を同封して発送いたします．代金後払いという形になります．送料は定期購読を含むご注文の場合は頂きません)

◎年間定期購読のお申し込みについて

　年間定期購読は，1年分を前金で頂いておりますため，代金引換とはなりません．郵便振替用紙を本と同封または別送いたします．送料無料，また何月号からでもお申込み頂けます．

　毎年末，次年度定期購読のご案内をお送りいたしますので，定期購読更新のお手間が非常に少なく済みます．

◎住所変更届けについて

　年間購読をお申し込みされております方は，その期間中お届け先が変更します際，必ずご連絡下さいますようよろしくお願い致します．

◎取消，変更について

　取消，変更につきましては，お早めにFAX，お電話でお知らせ下さい．

　返品は，原則として受けつけておりませんが，返品の場合の郵送料はお客様負担とさせていただきます．その際は必ず小社へご連絡ください．

◎ご送本について

　ご送本につきましては，ご注文がありましてから約1週間前後とみていただきたいと思います．お急ぎの方は，ご注文の際にその旨をご記入ください．至急送らせていただきます．2〜3日でお手元に届くように手配いたします．

◎個人情報の利用目的

　お客様から収集させていただいた個人情報，ご注文情報は本サービスを提供する目的(本の発送，ご注文内容の確認，問い合わせに対しての回答等)以外には利用することはございません．

　その他，ご不明な点は小社までご連絡ください．

株式会社　全日本病院出版会　〒113-0033 東京都文京区本郷3-16-4-7F　電話03(5689)5989　FAX03(5689)8030　郵便振替口座00160-9-58753

FAX 専用注文用紙 5,000 円以上代金引換 (皮 '20.1)

Derma 年間定期購読申し込み（送料無料） □ 2020 年__月〜12 月　　□ 2019 年 1 月〜12 月（定価 41,690 円）	
□ **Derma バックナンバー申し込み** 　No.	
Monthly Book Derma. 創刊 20 周年記念書籍 □ **そこが知りたい 達人が伝授する日常皮膚診療の極意と裏ワザ**（定価 13,200 円）	冊
Monthly Book Derma. 創刊 15 周年記念書籍 □ **匠に学ぶ皮膚科外用療法―古きを生かす，最新を使う―**（定価 7,150 円）	冊
Monthly Book Derma. No. 288（'19.10 月増大号） □ **実践！皮膚外科小手術・皮弁術アトラス**（定価 5,280 円）	冊
Monthly Book Derma. No. 281（'19.4 月増刊号） □ **これで鑑別は OK！ ダーモスコピー診断アトラス**（定価 6,160 円）	冊
Monthly Book Derma. No. 275（'18.10 月増大号） □ **外来でてこずる皮膚疾患の治療の極意**（定価 5,280 円）	冊
Monthly Book Derma. No. 268（'18.4 月増刊号） □ **これが皮膚科診療スペシャリストの目線！ 診断・検査マニュアル**（定価 6,160 円）	冊
Monthly Book Derma. No. 262（'17.10 月増大号） □ **再考！美容皮膚診療―自然な若返りを望む患者への治療のコツ―**（定価 5,280 円）	冊
Monthly Book Derma. No. 255（'17.4 月増刊号） □ **皮膚科治療薬処方ガイド―年齢・病態に応じた薬の使い方―**（定価 6,160 円）	冊
PEPARS 年間定期購読申し込み（送料無料） □ 2020 年__月〜12 月　　□ 2019 年 1 月〜12 月（定価 42,020 円）	
□ **PEPARS バックナンバー申し込み**　　No.	
PEPARS No. 147（'19.3 月増大号） □ **美容医療の安全管理とトラブルシューティング**（定価 5,720 円）	冊
PEPARS No. 135（'18.3 月増大号） □ **ベーシック＆アドバンス 皮弁テクニック**（定価 5,720 円）	冊
□ **グラフィック　リンパ浮腫診断―医療・看護の現場で役立つケーススタディ―**（定価 7,480 円）	冊
□ **足育学 外来でみるフットケア・フットヘルスウェア**（定価 7,700 円）	冊
□ **ケロイド・肥厚性瘢痕 診断・治療指針 2018**（定価 4,180 円）	冊
□ **イラストからすぐに選ぶ 漢方エキス製剤処方ガイド**（定価 6,050 円）	冊
□ **実践アトラス 美容外科注入治療 改訂第 2 版**（定価 9,900 円）	冊
□ **化粧医学―リハビリメイクの心理と実践―**（定価 4,950 円）	冊
□ **Non-Surgical 美容医療超実践講座**（定価 15,400 円）	冊
□ **カラーアトラス 爪の診療実践ガイド**（定価 7,920 円）	冊
□ **スキルアップ！ニキビ治療実践マニュアル**（定価 5,720 円）	冊
□ **イチからはじめる 美容医療機器の理論と実践**（定価 6,600 円）	冊
その他（雑誌名/号数，書名をご記入ください） □	冊

お名前	フリガナ		診療科
		要捺印	
ご送付先	〒　　　―		

TEL： 　（　　　）	FAX： 　（　　　）

FAX 03-5689-8030 全日本病院出版会行

年　　月　　日

住 所 変 更 届 け

お 名 前	フリガナ
お客様番号	毎回お送りしています封筒のお名前の右上に印字されております8ケタの番号をご記入下さい。
新お届け先	〒　　　　　都 道 　　　　　　府 県
新電話番号	（　　　　　）
変更日付	年　　月　　日より　　　　　　月号より
旧お届け先	〒

※ 年間購読を注文されております雑誌・書籍名に✓を付けて下さい。

- ☐ Monthly Book Orthopaedics （月刊誌）
- ☐ Monthly Book Derma. （月刊誌）
- ☐ 整形外科最小侵襲手術ジャーナル （季刊誌）
- ☐ Monthly Book Medical Rehabilitation （月刊誌）
- ☐ Monthly Book ENTONI （月刊誌）
- ☐ PEPARS （月刊誌）
- ☐ Monthly Book OCULISTA （月刊誌）

FAX 03-5689-8030

全日本病院出版会行

バックナンバー 一覧

2019 年 12 月現在

Monthly Book

Derma.
デルマ

2020 年度　年間購読料　42,130 円
通常号 2,750 円（本体価格 2,500 円＋税）×11 冊
増大号 5,500 円（本体価格 5,000 円＋税）×1 冊
増刊号 6,380 円（本体価格 5,800 円＋税）×1 冊

═ 2016 年 ═

No. 239 白斑治療の最前線　編／片山一朗
No. 240 いま基本にかえる乾癬治療　編／藤田英樹
No. 241 帯状疱疹のトータルケアと合併症対策
　　　　編／渡辺大輔
No. 242 皮膚科で診る感染症のすべて
　　　　（本体 5,400 円＋税）　編／石井則久　増刊号
No. 243 皮膚科医が行う足診察　編／高山かおる
No. 244 汗の対処法 update　編／室田浩之
No. 245 経皮感作からとらえる皮膚疾患　編／森田栄伸
No. 246 皮膚科内服剤の使用法と留意点　編／飯塚　一
No. 247 薬疹 update と対処法　編／水川良子
No. 248 手湿疹トリートメント　編／高山かおる
No. 249 こんなとき困らない 皮膚科救急マニュアル
　　　　（本体 4,800 円＋税）　編／橋本喜夫　増大号
No. 250 まるわかり！　膠原病のすべて　編／神人正寿
No. 251 口唇に生じる疾患の診断と治療　編／中村晃一郎

═ 2017 年 ═

No. 252 ここまでわかる，ここまでできる！ こどもとおとなの脱毛症診療
　　　　編／大山　学
No. 253 在宅患者で留意すべき皮膚疾患
　　　　―今こそ知りたい診療のエッセンス―　編／種田明生
No. 254 血管腫・血管奇形の治療 update　編／岩崎泰政
No. 255 皮膚科治療薬処方ガイド―年齢・病態に応じた薬の使い方―
　　　　（本体 5,600 円＋税）　編／常深祐一郎　増刊号
No. 256 こどもとおとなの食物アレルギー診療　編／千貫祐子
No. 257 押さえておきたい 新しい指定難病　編／山上　淳
No. 258 さまざまな角度からとらえる爪疾患の多角的アプローチ
　　　　編／齋藤昌孝
No. 259 機能からみた外来患者へのスキンケア指導
　　　　編／小林美和
No. 260 ワクチンのすべて―診療のための使い方・選び方―
　　　　編／多屋馨子
No. 261 外来でできる 皮膚外科施術の基本手技
　　　　編／清原隆宏
No. 262 再考！美容皮膚診療―自然な若返りを望む患者への治療のコツ―
　　　　（本体 4,800 円＋税）　編／森脇真一　増大号
No. 263 生物学的製剤 update―臨床のためのポイント解説―
　　　　編／多田弥生
No. 264 知っておきたい 分子標的薬の最新情報　編／大塚篤司

═ 2018 年 ═

No. 265 ストップ・ザ・マーチ！ 予防も含めたアレルギー治療の実際
　　　　編／加藤則人
No. 266 実践 褥瘡のチーム医療―予防から治療まで―
　　　　編／前川武雄

No. 267 Skin aging―ケアの実際―　編／門野岳史
No. 268 これが皮膚科診療スペシャリストの目線！
　　　　診断・検査マニュアル―不変の知識と最新の情報―
　　　　（本体 5,600 円＋税）　編／梅林芳弘　増刊号
No. 269 足下を固める真菌症診療　編／畑　康樹
No. 270 夏前に知りたい！ 夏の生き物による疾患の perfect cure
　　　　編／常深祐一郎
No. 271 これ 1 冊！こども皮膚病―診断と治療―　編／馬場直子
No. 272 見逃さない！皮膚が語る重症疾患のサイン
　　　　編／名嘉眞武国
No. 273 皮膚科女性外来の実践　編／檜垣祐子
No. 274 必読！皮膚疾患に潜む pitfall　編／鶴田大輔
No. 275 外来でてこずる皮膚疾患の治療の極意
　　　　―患者の心をつかむための診療術―
　　　　（本体 4,800 円＋税）　編／安部正敏　増大号
No. 276 これで困らない！蕁麻疹患者の対応法　編／平郡隆明
No. 277 達人に学ぶ“しごと”の皮膚病診療術　編／中村元信

═ 2019 年 ═

No. 278 皮膚科で役立つエコー活用術　編／八代　浩
No. 279 皮膚科医のためのリスクマネジメント術
　　　　―メディエーションとコンフリクトマネジメントも含めて―
　　　　編／松村由美
No. 280 皮膚悪性腫瘍の病理組織診断プラクティス　編／清原隆宏
No. 281 これで鑑別は OK！ ダーモスコピー診断アトラス
　　　　―似たもの同士の鑑別と限界―
　　　　（本体 5,600 円＋税）　編／宇原　久　増刊号
No. 282 金属アレルギー診療 update　編／足立厚子
No. 283 “わけのわからない痒み”管理マニュアル　編／石氏陽三
No. 284 紅皮症 迷った時にこの 1 冊！　編／山本俊幸
No. 285 今だから学ぶ性感染症　編／川村龍吉
No. 286 明日からはじめる下肢・足部潰瘍治療　編／出月健夫
No. 287 基礎から固める血管炎　編／石黒直子
No. 288 実践！皮膚外科小手術・皮弁術アトラス
　　　　（本体 4,800 円＋税）　編／田村敦志　増大号
No. 289 知らぬと見逃す食物アレルギー　編／矢上晶子
No. 290 皮膚科で役立つ治療関連合併症マネジメントマニュアル
　　　　編／玉木　毅

※各号定価：本体 2,500 円＋税（増刊・増大号は除く）
※ 2015 年以前のバックナンバーにつきましては，弊社ホームページ（https://www.zenniti.com）をご覧ください.

編集主幹：照井　正　日本大学教授
　　　　　大山　学　杏林大学教授

No. 291　編集企画：
　　菅谷　誠　国際医療福祉大学教授

Monthly Book Derma.　No. 291

2020 年 1 月 15 日発行（毎月 15 日発行）
定価は表紙に表示してあります．
Printed in Japan

発行者　　末 定 広 光
発行所　　株式会社　全日本病院出版会
〒 113-0033　東京都文京区本郷 3 丁目 16 番 4 号 7 階
　　　　　　電話　(03)5689-5989　Fax　(03)5689-8030
　　　　　　郵便振替口座　00160-9-58753
印刷・製本　三報社印刷株式会社　　　電話　(03)3637-0005
広告取扱店　㈱メディカルブレーン　　電話　(03)3814-5980

© ZEN・NIHONBYOIN・SHUPPANKAI, 2020